AF403850

SOCIÉTÉ FRANÇAISE D'OPHTALMOLOGIE

CONGRÈS DE 1893

RAPPORT

SUR

L'ASEPSIE ET L'ANTISEPSIE

DANS LES

OPÉRATIONS PRATIQUÉES SUR LES YEUX

PAR

Le Dr NUEL

PARIS

G. STEINHEIL, ÉDITEUR

2, RUE CASIMIR-DELAVIGNE, 2

1893

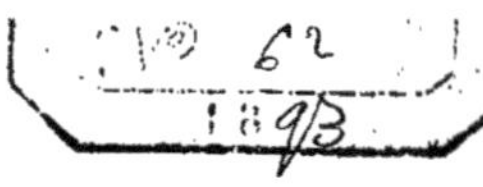

SOCIÉTÉ FRANÇAISE D'OPHTALMOLOGIE

CONGRÈS DE 1893

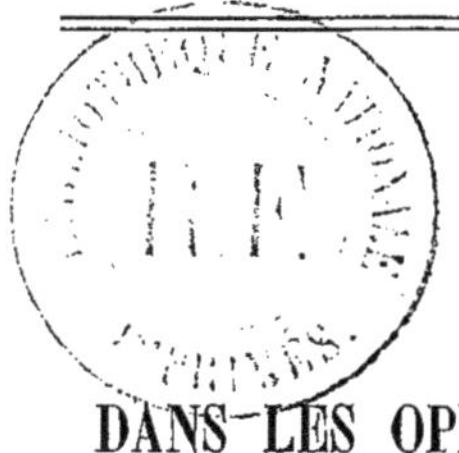

DE L'ASEPSIE

DANS LES OPÉRATIONS PRATIQUÉES SUR LES YEUX

Par J.-P. NUEL

Professeur d'ophtalmologie à l'Université de Liège.

Rapport présenté le 1ᵉʳ mai 1893 au 11ᵐᵉ congrès de la Société française d'ophtalmologie.

> Réaliser l'asepsie dans une opération n'est pas l'objet d'une science rigoureuse ; c'est un art compliqué basé notamment sur l'emploi judicieux de moyens recommandés par l'expérimentation dans les laboratoires.

Au frontispice de la chirurgie moderne se trouve gravé le précepte que pour assurer le succès d'une opération quelconque, le premier désideratum est de soustraire le terrain opératoire à l'influence des germes ou microbes pathogènes. C'est ce qu'on appelle réaliser une asepsie aussi complète que possible. La cause principale des insuccès opératoires est l'infection microbienne des plaies, et la préoccupation dominante de la chirurgie moderne a été de trouver les moyens les plus efficaces pour l'empêcher. Une vieille habitude fait dire souvent encore que nous voulons empêcher la suppuration et les processus inflammatoires chroniques, qui sont des réactions de l'organisme contre l'infection, des efforts pour éliminer ou

rendre inoffensifs les agents infectants. Confondre les deux
est contraire à la rigueur scientifique : c'est l'infection microbienne et non l'inflammation suppurative ou non suppurative
qui empêche la guérison rapide des plaies, par première intention. Les deux termes ne sont pas synonymes : l'un est le
corollaire de l'autre. Si l'ancienne chirurgie admettait à tort
que la suppuration est nécessaire à la guérison des plaies, il
n'en est pas moins vrai que ce n'est pas le pus qui empêche
la guérison de se produire normalement.

Certes, il peut survenir à la suite d'une opération des processus (inflammatoires) anormaux, entravant la guérison normale, sans aucune influence microbienne, témoin notamment
les expériences de M. Leber (1) sur les effets de diverses
substances introduites aseptiquement dans l'œil. Mais ces cas
sont rares, et n'entrent guère en ligne de compte dans les
préoccupations momentanées de la chirurgie. A chaque jour
sa besogne ! En ce moment, il est permis encore de raisonner
comme si l'influence microbienne était la seule complication
à craindre pour des opérations réussies *lege artis*.

Dans cette lutte contre les bactéridies pathogènes, de grands
résultats ont été obtenus dans les dernières années. La question étant relativement neuve, il ne pouvait manquer que les
idées se soient transformées peu à peu, que des préceptes
et des procédés admis quelque temps par tout le monde ayant
fini par être remplacés par d'autres ; et cette évolution ne s'ef-
fectue pas simultanément dans tous les esprits. D'un autre
côté, la chirurgie oculaire se trouve dans des conditions spéciales, différentes à divers titres de celles de la chirurgie
générale. Par exemple, la réalisation de l'asepsie y est plus
difficile que dans la plupart des branches chirurgicales ; le
terrain opératoire (cristallin, corps vitré) offre souvent très
peu de résistance à l'invasion microbienne. Il peut donc pa-
raître utile de faire en une occasion comme celle-ci, et au
point de vue spécial de l'oculistique, un inventaire des con-
quêtes les plus incontestées obtenues déjà dans la lutte contre
les microbes.

Il va sans dire que nous ne faisons pas ici un traité com-

(1) LEBER, TH., *Die Entstehung der Entzündung*, 1891.

plet d'antisepsie oculistique. Nous nous bornons à énoncer les choses qui ont la valeur de principes incontestés en chirurgie générale. Et pour les autres, nous avons dû faire un certain choix en nous guidant, soit par leur importance, soit par la circonstance que ces points ont été récemment traités dans des travaux qui se trouvent aux mains de tout le monde. Il en est ainsi d'une foule de questions élucidées dans la remarquable enquête publiée récemment par notre ami M. Landolt (1). D'un côté donc, notre travail présente des lacunes nombreuses. D'autre part, d'aucuns trouveront que notre « rapport » reflète trop nos opinions personnelles. Pour ce qui est de ce dernier point, nous espérons ne pas avoir dépassé la mesure. Nous avons donc traité un certain nombre de questions, mais nous savons parfaitement qu'en plus d'un endroit on peut différer d'opinion avec nous. Notre travail est le squelette auquel nos confrères ne manqueront pas de rattacher, dans la discussion, le fruit de leurs recherches et de leur expérience. Du conflit des opinions jaillit la lumière. Nous ne sommes pas ici une académie dont le rôle est d'enregistrer les travaux, mais une réunion de travailleurs dont le but est de discuter les questions relatives à notre art. A notre avis, une qualité d'un rapport est de provoquer des discussions fructueuses.

Enfin on ne cherchera pas dans ces pages une bibliographie complète, dont la confection nous aurait entraîné trop loin.

Pour limiter les dimensions de notre travail, nous traiterons à peu près exclusivement le genre d'opérations qui intéressent les milieux de l'œil les moins résistants à l'infection microbienne (cristallin et corps vitré), celles qu'on pratique sur le système cristallinien, extractions et discisions. Qui peut le plus, peut le moins. On apportera aisément aux principes établis pour ces opérations les réductions et les tempéraments permis pour des opérations moins dangereuses.

Depuis que nous prenons des précautions efficaces d'antisepsie, l'infection suppurative après l'extraction de la cataracte, un des écueils les plus redoutables de cette opération, est réduite dans une très large mesure. A en juger d'après le

(1) LANDOLT, L'opération de la cataracte de nos jours. *Archives d'Ophtalm.*, 1892, t. 12, numéros de juillet, août et septembre.

silence qu'affectent beaucoup d'auteurs à cet égard, et même d'après certaines statistiques absolument optimistes, on pourrait être tenté de considérer en ce moment comme une quantité négligeable cette complication fâcheuse des extractions. Il n'en est rien cependant ; malgré tous les progrès des dernières années — et ces progrès sont très grands, — elle continue à constituer une cause importante d'insuccès après l'extraction. Les opérateurs les plus adroits et les plus heureux, qui pendant une et même plusieurs années avaient pu annoncer que la suppuration a disparu de leur service, ont des réveils douloureux. Pour notre part, nous avouons qu'il nous est donné encore d'observer de loin en loin cette complication néfaste. Des directeurs de cliniques considérables, et qui n'ont pas été des derniers à mettre en usage tout l'arsenal antiseptique, avouent récemment de ce chef 2 et 3 0/0 de pertes de yeux opérés.

Mais la suppuration n'est pas la seule complication fâcheuse de l'extraction, imputable à l'infection. Plus nombreux sont les yeux opérés dont la vision reste réduite ou même abolie comme conséquence d'inflammations chroniques qui évoluent surtout dans le corps vitré, l'iris, le corps ciliaire et la choroïde. Les accidents de ce genre doivent être mis en majeure partie sur le compte de l'infection par les organismes inférieurs.

Pour déblayer le terrain sur lequel nous marchons, énonçons encore quelques distinctions du langage employé.

Asepsie et antisepsie. — Tous nous nous souvenons de l'époque où l'on croyait à une espèce d'ubiquité des germes pathogènes. Les plaies opératoires étaient considérées comme infectées en règle générale, et elles l'étaient souvent parce qu'on ne savait pas prendre les mesures, d'ailleurs très simples, de la propreté bien entendue. Il fallait donc tuer les microbes infectant toutes les plaies, désinfecter celles-ci à l'aide de toutes sortes de microbicides, et cela malgré l'emploi du spray phéniqué, qui devait écarter du champ opératoire les microbes pathogènes dont les germes étaient sensés foisonner dans l'athmosphère. L'air a été reconnu comme inoffensif, au moins dans des conditions facilement réalisables. D'un autre côté, on a fini par s'apercevoir que la destruction des microbes à la surface des plaies est un objectif très difficile à atteindre ; il a fallu rabattre de notre confiance dans le pouvoir microbicide des antiseptiques qu'on peut appliquer à la surface des plaies opératoires. Le traitement antiseptique efficace des plaies infectées est donc chose excessivement difficile, et souvent irréalisable. Par contre, on a fini par reconnaître qu'il est plus facile de détruire dans un organe les germes pathogènes avant l'opération, et de maintenir cette « propreté bien entendue » pendant et après l'opération. De là l'emploi de procédés antiseptiques pour « aseptiser » la région à opérer, et l'emploi d'instruments, de liquides, de pièces de pansement etc. aseptisés. L' « asepsie », c'est l'antisepsie préventive. Au lieu de détruire les germes pathogènes dans une plaie, on les empêche d'y arriver. L'asepsie réalise le but vainement poursuivi par l'antisepsie.

Stérilisation et désinfection. — Stériliser un objet, c'est y détruire tous les germes microbiens. Le désinfecter, c'est y détruire les germes pathogènes. La stérilisation implique la désinfection. La stérilisation d'un objet est possible, mais très difficile ; sa désinfection s'obtient plus facilement. Et encore, si la désinfection absolue des instruments et des pièces de pansement est chose pratiquement réalisable, elle ne l'est guère pour les organes vivants. Ce que nous pouvons obtenir, et ce qui satisfait nos besoins, c'est une désinfection « suffisante », qui laisse souvent, il est vrai, un certain nombre de microbes pathogènes dans l'organe à opérer, mais ce nombre est insuffisant pour l'infecter, c'est-à-dire pour sortir les effets néfastes de la contamination.

Nous en sommes à ne plus pouvoir admettre la distinction classique entre les poisons et les virus, ou au moins à ne plus pouvoir la maintenir dans sa rigueur primitive. Le poison devait agir en vertu de sa nature et en fonction de la quantité inoculée ; le virus, en vertu seulement de sa nature. Une quantité infinitésimale, disons un seul microbe du virus, devait suffire pour sortir au suprême degré les effets de ce dernier, par suite de sa multiplication dans l'organisme inoculé. — Or, c'est une chose connue, que pour provoquer la suppuration, il faut inoculer des quantités de staphylocoques telles qu'on s'en fait difficilement une idée, mais dont on se rendra bien vite compte en essayant d'inoculer dans la cornée ou dans la chambre antérieure (de lapin, par exemple), soit du pus dilué, soit des cultures de staphylocoques. Le microbe du charbon lui-même, si éminemment virulent, ne produit l'infection que s'il est inoculé en quantité appréciable. Cela repose sur la propriété qu'ont nos organes et la plupart de nos humeurs de contrarier le développement des microbes, et même de les tuer. Ce pouvoir microbicide est basé notamment sur la phagocytose et sur des actions chimiques exercées par les humeurs ; il suffit pour détruire tout à fait les microbes, s'ils ne sont pas trop nombreux. Il en est ainsi de l'humeur aqueuse (Nutall (1) et Buchner (2)) et des larmes (Bernheim J. (3)) à l'égard des staphylocoques. La propriété microbicide de nos tissus et humeurs est d'une importance capitale ; sans elle, nous n'aurions pas souvent à nous vanter d'une cataracte opérée avec succès.

Non spécificité des microbes pyogènes et pathogènes avec lesquels nous avons affaire. — Inutile d'insister longuement sur ce point. Il n'y a pas de microbe spécifiquement pyogène. Les staphylocoques provoquent tantôt de la suppuration, tantôt une inflammation chronique. D'autre part, la suppuration et l'inflammation chronique peuvent être chacune l'effet de l'infection à l'aide de microbes d'espèces différentes. Comme agents pyogènes nous citons par exemple les staphylocoques, le blanc et le jaune, le microbe de la diphtérie, celui de la pneumonie, le streptocoque de l'érésypèle, le bacterium coli commune, etc.

Nous avons rangé les matières de notre rapport sous les rubriques suivantes : 1° Limites du pouvoir des antiseptiques chimiques ;

2° Asepsie du sujet à opérer ;

3° Asepsie des instruments ;

4° Asepsie des pièces de pansement.

---

(1) NUTALL, Die bakterienfeindlichen Einflüsse des thierischen Kœrpers. *Zeitschr. f. Hygiene*, 1888 ; t. 4, p. 353.

(2) BUCHNER, *Ibidem*, 1890 ; t. 10, p. 84.

(3) BERNHEIM Jakob, Ueber die Antisepsis des Bindehautsackes. *Beitræge zur Augenheilk. de Deutschmann*, 1893, fasc. 8, p. 6.

I

LIMITES DU POUVOIR DES DÉSINFECTANTS CHIMIQUES.

Avant d'exposer les méthodes à employer pour désinfecter l'organe à opérer et les différents objets qui doivent venir en contact avec lui, développons quelques vérités fondamentales relatives aux germes qu'il s'agit de détruire, et surtout aux limites mises au pouvoir antiseptique des différents procédés et agents usités.

Nous l'avons déjà dit, il est extrêmement difficile, et même impossible, de réaliser une asepsie absolue dans les opérations, surtout dans celles qui se pratiquent sur l'œil. On peut, à la rigueur, aseptiser complètement les objets — instruments, pièces de pansement, etc., — qu'on peut exposer à une forte chaleur, surtout à la chaleur humide. Mais comme on ne peut appliquer cet « agent physique » dans la mesure efficace aux tissus vivants, force est de nous rabattre ici sur l'emploi de substances dont la présence est capable de tuer les germes pathogènes. Que leur action sur les microbes soit de nature chimique, ou qu'elle soit comparable à l'action des poisons, on les comprend sous la rubrique générale d' « antiseptiques chimiques », en opposition avec l'agent antiseptique physique par excellence, la chaleur. Nous allons voir que la désinfection par les moyens chimiques est impuissante à réaliser une asepsie absolue ; mais elle nous permet d'obtenir une asepsie « suffisante », c'est-à-dire qu'elle nous met à même de réduire le nombre des microbes pathogènes suffisamment pour qu'ils ne puissent plus nuire. De même on a trouvé pratique de ne plus demander à la chaleur une stérilisation absolue des pièces de pansement et des instruments, mais seulement la désinfection absolue ou à peu près, but qu'il est relativement facile d'atteindre, et dont la réalisation suffit pour nos besoins pratiques.

Le pouvoir microbicide de la chaleur est illimité, ainsi que nous le verrons plus loin, à propos de la désinfection des instruments et des pansements. A l'aurore de la période antiseptique, on avait été amené, à la suite d'expériences de laboratoire, à attribuer aussi une efficacité absolue, illimitée, aux substances qui par leur présence seule sont capables de tuer les germes microbiens. On partait des expériences suivantes, variées et répétées à l'infini. Dans des milieux de culture auxquels on a incorporé des substances antiseptiques, on inocule les microbes, et on peut observer qu'ils ne se développent pas. Ou bien une substance contaminée est mise en contact avec le principe antiseptique, puis on recherche après quel temps de ce contact une parcelle de la substance contaminée, portée dans un milieu de culture, ne donne plus lieu à un développement des microbes. — A cela on ajoutait l'action manifestement antiseptique de ces substances lorsqu'on les applique en des endroits contaminés de l'organisme vivant.

Posée de cette manière, la question semblait pouvoir être résolue presque d'emblée, et à la suite de quelques essais. Il semblait qu'on n'aurait que l'embarras du choix au milieu d'une longue série de substances dont le pouvoir bactéricide énergique ne fait pas de doute, ou plutôt ce choix était rendu facile : les principes antiseptiques étant rangés dans l'ordre de leur pouvoir décroissant, il fallait naturellement s'adresser à celui qui occupait le haut de l'échelle.

Mais dans la pratique médicale, les insuccès étaient fréquents : la suppuration survenait malgré les flots de liquides antiseptiques versés sur le terrain opératoire, avant, pendant et après les opérations, malgré les pansements imprégnés des substances réputées les plus antiseptiques.

D'autre part, des contradictions flagrantes se firent jour dans l'appréciation de l'efficacité des antiseptiques, évaluée à la suite d'expériences de laboratoire. Tel auteur trouva qu'un antiseptique donné ne désinfecte qu'après un temps double et triple de celui indiqué par un autre. Telle substance enfin, très active pour un auteur, ne tuait pas les microbes en d'autres mains.

Une observation clinique plus attentive, et de nouvelles recherches de laboratoires firent voir que ces contradictions et ces mécomptes provenaient d'une part de ce que les recherches expérimentales étaient mal interprétées, et d'autre part, surtout parce qu'on commettait la faute d'assimiler les circonstances expérimentales, très simples, avec celles infiniment plus compliquées qu'on rencontre dans l'organisme vivant. Les différences sont pourtant nombreuses et souvent essentielles. Nous allons essayer de relever les mieux établies.

En premier lieu se place une erreur dont sont entachées la plupart des expériences sur le pouvoir microbicide de toutes sortes de substances.

Les germes qui ne se multiplient pas dans un milieu de culture auquel on a ajouté l'une ou l'autre substance antiseptique, ne sont pas nécessairement morts ; ils peuvent pulluler parfaitement si on les met dans un milieu pur de tout antiseptique. Cette expérience est facilement réalisée dans l'organisme vivant, où les substances antiseptiques, ou bien se combinent avec les principes des organes et sont rendues inactives, ou bien sont éliminées avec la circulation des sucs intersticiels. Le même reproche peut être adressé à la plupart des expériences où l'on met les germes en contact avec les substances antiseptiques avant de les ensemencer. Dans ces ensemencements, on transporte dans le milieu de culture une quantité d'antiseptique très petite, mais qu'on a eu le tort de considérer comme négligeable. En réalité, elle communique souvent à ce milieu des propriétés antiseptiques appréciables. Tel est le cas surtout si on ensemence sur des milieux plus ou moins solides, renfermant par exemple de la gélatine. Les parcelles transplantées restent plus ou moins conglomérées, et la quantité d'antiseptique reste condensée autour des germes transplantés. C'est même pour ce motif que les expérimentateurs français, élèves de l'école de M. Pasteur, où l'on emploie surtout des bouillons de culture, dans lesquels les parcelles ensemencées se délayent plus facilement, ont en général trouvé aux divers antiseptiques des propriétés moins énergiques que les expérimentateurs qui se servaient des procédés de culture mis en usage par M. Koch. Très souvent les microbes traités de cette manière par les antiseptiques, et qui ne se développent plus dans les cultures, ne sont nullement morts et ont conservé des propriétés infectieuses pour l'organisme. M. Geppert (1) a mis ce point en évidence pour le su-

(1) GEPPERT, Zur Lehre von der Antisepsis. *Berlin. klin. Wochenschr.*, 1889, p. 789.

blimé, le seul antiseptique qu'il soit possible d'éliminer totalement d'un liquide avant d'en ensemencer une petite quantité. Dans la proportion de 1 : 100.000, il empêche des spores
de charbon de germer dans les milieux de culture (Koch),
et d'après certaines espériences, il suffirait du séjour des
spores de charbon dans une solution de sublimé à 1 : 1000
pendant un quart d'heure pour que toutes soient tuées. Le fait
est qu'elles ne se développent plus dans certains milieux de
culture ; mais elles ne sont pas tuées. Préalablement à l'ense-
mencement et à l'inoculation, Geppert précipite le sublimé par
le sulfhydrate d'ammoniaque, et alors il n'obtient la désinfection, par le sublimé à 1 : 1000, qu'après 5-6 heures seulement.
Avant ce temps, les spores germent parfaitement dans les milieux appropriés, et infectent les animaux (cobayes) inoculés.
Des concentrations moindres de sublimé, telles qu'on les emploie en chirurgie oculaire, sont beaucoup moins actives. Ajou-
tons aussi dès à présent que Geppert a pris toutes les précautions pour obtenir une fine subdivision des spores dans le
liquide, de manière à isoler en quelque sorte chacun d'eux
et à le mettre en un contact intime avec le sublimé, d'éliminer notamment toute enveloppe protectrice d'albumine ou de
mucus. Ces conditions favorables ne sont évidemment jamais
réalisées dans l'organisme vivant.

Si préalablement il laisse séjourner les spores 10 minutes
dans du sublimé à 1 : 2000, Geppert trouve que tout en n'é-
tant pas mortes, elles ne germent plus dans un milieu renfermant 1 : 200.000 de sublimé, alors que des spores normales
y germent parfaitement

Et ce qui est vrai pour les formes durables des microbes
s'applique, au degré près, aux formes végétatives (Bacilles et
Coccus). De même que les spores, les bacilles du charbon
peuvent être encore infectieux lorsque par suite de la désinfection ils ne germent plus dans certains milieux de culture.
Nul doute aussi que l'extension de ces notions aux bacilles et
aux coques de toute espèce est absolument légitime. Il n'y a pas
non plus de doute que si on avait des réactifs capables d'éliminer absolument de leur solutions les divers antiseptiques,
on obtiendrait avec eux des résultats analogues.

Dans l'organisme vivant, qu'il s'agit de désinfecter en tout ou en partie, la faible quantité d'antiseptique, incapable de tuer les germes, mais suffisante pour en empêcher le développement, ne reste pas à demeure comme dans un milieu de culture artificiel ; elle est neutralisée et éliminée par la circulation des sucs interstitiels, et dès lors est perdu tout le bénéfice qu'on pourrait en attendre. M. Chibret (1) soutient que le cyanure de mercure met 24 heures pour être tout à fait éliminé. Nous ne croyons pas que ses expériences l'autorisent à prendre cette conclusion. Il nous suffit du reste d'avoir appelé l'attention sur cette source d'erreur à laquelle on s'expose en raisonnant sur l'asepsie efficace des organes en se servant uniquement des résultats fournis par certaines données expérimentales.

Il n'y a pas longtemps de cela, les tableaux comparatifs du pouvoir bactéricide des antiseptiques avaient le don d'attirer et de fixer l'attention des praticiens ; mais aujourd'hui on en est revenu.

Il est bien vrai qu'en opérant sur un microbe toujours le même, 1° le microbe ayant le même degré de vitalité et de virulence, et 2° en le mettant dans des circonstances extérieures (de température, de milieu, etc.) absolument identiques, on pourrait dresser de tels tableaux avec une rigueur quelque peu suffisante. Mais en pratique, ces conditions sont plus difficiles à réaliser qu'on ne le pense. Rien que l'*identité* du microbe est chose très aléatoire. On sait en effet que la vitalité et la virulence (deux notions qui peut-être sont synonymes), varient notablement selon la provenance des germes. Le staphylocoque provenant d'un abcès aigu par exemple révèle plus de virulence que le même microbe venu sur culture dans le laboratoire ; et la même culture est plus ou moins virulente selon l'âge, et même selon le milieu de culture employé.

Ce qui est plus grave encore, on s'est même adressé à des espèces pathogènes différentes, et on a comparé ensuite les résultats. Or, il semble bien prouvé aujourd'hui que tel antiseptique, beaucoup plus actif qu'un autre pour un microbe donné, lui est notablement inférieur avec un autre microbe, à tel point qu'on est allé jusqu'à dire qu'à chaque microbe il

(1) CHIBRET, De l'antisepsie de l'œil en général, etc. *Arch. d'Ophtalm.*, 1892, t. 12.

faut un antiseptique spécial ; opinion excessive certainement, mais basée néanmoins sur des observations qu'il est bon de ne pas perdre de vue.

En supposant des tableaux de ce genre dressés d'après des expériences faites sur des microbes « approximativement identiques », mis dans des circonstances extérieures identiques, ils n'auraient que bien peu de valeur en pratique chirurgicale, attendu qu'ici les circonstances extérieures varient du tout au tout, et cela ordinairement à notre insu, au point de rendre impossible toute comparaison des antiseptiques au point de vue de leur pouvoir microbicide. Dans l'organisme humain, les microbes se trouvent dans des conditions infiniment compliquées de milieu, variant presque d'un cas à l'autre. Et ces conditions agissent rarement en exagérant le pouvoir bactéricide, le plus souvent elles le diminuent, quelquefois jusqu'à l'annuler à peu près complètement ; aussi M. Duclaux a-t-il pu avec raison préférer à ces tableaux comparatifs l'énumération des bactéricides dans leur ordre alphabétique.

Il y a dans l'entourage immédiat des microbes des conditions qui peuvent diminuer et même annuler l'action d'un antiseptique. Nous en ferons saisir l'importance en constatant par exemple que le sublimé, qui jouit de propriétés bactéricides éminentes, peut les perdre absolument dans telles circonstances. Une solution de sublimé plus concentrée même que celle que tolère une surface muqueuse et surtout une plaie, n'est pas à même de désinfecter une égale quantité de matière fécale (Gerloczy) (1) ; et le pouvoir antiseptique de cette substance se réduit à peu de chose en présence de liquides albumineux, tels que le pus, le sang, les crachats, etc. L'injection, faite à l'animal vivant, d'un mélange approprié de sublimé et de spores de charbon, est inoffensive, mais elle ne l'est plus si le liquide renferme du sang (Geppert). La réaction acide est favorable, la réaction alcaline (de la plupart de nos humeurs) est défavorable à l'action bactéricide du sublimé, et la présence de l'acide sulfhydrique en annule absolument l'effet. Voilà pour l'annulation *chimique* des antiseptiques.

D'autre part, les matières albuminoïdes, la gélatine, la mu-

(1) GERLOCZY, Versuche über die prakt. Desinfect. der Abfallstoffe. *Deutsche Vierteljahrschr. f. öffentl. Gesundheitspfl.*, t. 21, p. 433.

cine, etc. ramassent au sein des liquides des fragments de
détritus riches en microbes, les condensent et les rendent difficilement pénétrables par les antiseptiques. Souvent même
la présence de certains antiseptiques contribuent à cet effet.
Ce genre de protection *mécanique* des microbes de nos humeurs se fait plus ou moins sentir à l'égard de presque tous les
antiseptiques. — Les corps gras constituent ordinairement
une barrière infranchissable pour les microbes. Un fil impre-
gné du bacille du pus bleu (un microbe peu résistant), puis
recouvert de graisse ou de gélatine, reste septique pendant un
et même plusieurs jours dans une solution aqueuse de sublimé à un demi pour mille (1). C'est la raison de l'inactivité
presque absolue des antiseptiques dissous dans les graisses,
notamment de l'huile phéniquée.

L'antiseptique le plus actif peut dans l'organisme humain,
par exemple sur la conjonctive oculaire, provoquer des réactions défavorables à son action. Au grand jamais on ne peut
appliquer à la surface d'une plaie, ou bien sur la conjonctive,
un antiseptique en concentration suffisante pour y tuer tous
les microbes pathogènes. Il arrive que l'antiseptique provoque à la surface de l'œil un état d'irritation donnant lieu à de
la sécrétion plus ou moins muqueuse, et cette hypersécrétion
fournit un milieu nutritif favorable à la pullulation des microbes. Ce rôle nuisible va donc à l'encontre de l'action antiseptique, qu'il peut neutraliser tout à fait. Il est par exemple
des yeux avec irritation du bord ciliaire, qui ne tolèrent presque pas de substance irritante, et qui réagissent à son application par un certain degré d'injection ciliaire et de sécrétion
muqueuse. Pour eux, le sublimé, qui pour son efficacité se
trouve toujours au haut de l'échelle des antiseptiques, peut
être un agent désinfectant moins utile qu'un autre moins haut
côté.

Les considérations qui précèdent, et d'autres encore, notamment celles relatives à l'espèce des microbes, ont conduit
à la conclusion, acceptée par la plupart des auteurs récents,
que non seulement la stérilisation, mais même *l'asepsie absolue est irréalisable à l'aide des seuls moyens chimiques.*

(1) Schimmelbusch, Die Durchführung der Antisepsis, etc. *Arch. f. Klin.
Chir.*, 1891, p. 121.

Cette proposition est vraie pour les pièces de pansement et les instruments, elle l'est *a fortiori* pour les organes vivants, qu'on ne peut exposer aussi longtemps ni aussi intimement à l'action des antiseptiques, et surtout à l'action des antiseptiques aussi concentrés. On en est même arrivé à la conviction que les substances antiseptiques usitées, dans la concentration où l'on peut les employer dans les collyres, n'ont plus de propriétés antiseptiques bien sérieuses, et ne peuvent servir qu'à maintenir dans les collyres l'asepsie réalisée par d'autres moyens, surtout par la chaleur (1).

Mais nous avons hâte de quitter ces considérations désolantes, et de relever des circonstances qui contrebalancent plus ou moins les précédentes, et grâce auxquelles nous arrivons en pratique à une asepsie, sinon absolue, ou moins « suffisante », ce qui à notre point de vue pratique revient au même. Non, la grande confiance qu'on accorde à l'emploi des substances antiseptiques n'est pas illusoire. L'expérience chirurgicale acquise dans les vingt dernières années est là pour protester contre une assertion de ce genre. Il s'agit toujours et avant tout de la désinfection du terrain opératoire. Car pour les pièces de pansement et pour les instruments, nous avons dans la chaleur un agent d'antisepsie facilement applicable et infiniment plus sûr que les agents chimiques.

Il y a d'abord à relever le fait que dans l'immense majorité des cas, surtout en chirurgie oculistique, l'infection est produite par des microbes relativement peu résistants à l'égard des antiseptiques en général, et des antiseptiques chimiques en particulier. L'agent infectant habituel nous est donné dans les staphylocoques, le jaune et le blanc, deux microbes heureusement très sensibles à l'égard des influences antiseptiques les plus diverses. Le problème de l'asepsie serait presque résolu si nous parvenions à nous abriter contre eux. C'est en vue d'eux que doivent être conçues nos mesures antiseptiques. Plutôt que de vouloir dans toutes les opérations prendre des précautions très compliquées capables de détruire tous les germes pathogènes, quels qu'ils soient, — chose à peu près irréalisable — il est infiniment plus pra-

(1) FRANCKE, E., Untersuch. über Infection u. Desinfection von Augenwæssern. *Arch. f. Ophthalm.*, t. 37, f. 2, p. 150, 1891.

tique de se borner à écarter du terrain opératoire les staphylocoques, l'agent habituel de l'infection, quitte à prendre des mesures spéciales si on a des raisons de craindre des microbes plus résistants. De ce nombre est notamment le streptocoque de l'érésypèle et de la fièvre puerpérale, qui tout en étant un coque, est cependant plus résistant que le staphylocoque : il résiste à l'acide phénique, mais est passible du sublimé. Un individu infecté par ce microbe ne pourra être soumis de longtemps à une opération sur les yeux. Pour notre part, nous avons vu cet agent pathogène résister à un traitement par le sublimé, continué des mois après disparition de l'érésypèle, qui récidiva après une opération faite dans ces circonstances. On écartera du reste soigneusement tout érésypélateux du service d'ophtalmologie, et surtout du contact avec le sujet à opérer. Enfin, le plus simple bon sens fera rejeter toute pièce de pansement ayant touché un érésypélateux.

En fait de coccus, nous avons à compter encore avec le pneumocoque, dont la présence se révèle aussi par des symptômes connus. D'autres coques finiront probablement encore par être mis sur cette liste.

Il est avéré aussi qu'à la suite de traumatismes, des bacilles peu connus ont produit de la suppuration intraoculaire (Sattler, Boé, Deutschmann). On admet que tout bacille peut donner lieu à de la sporulation, et à ce titre ils seraient donc d'une résistance extrême. Mais il n'est pas prouvé que l'infection postopératoire de l'œil ait jamais été produite par des bacilles.

Enfin, le cauchemar de la chirurgie générale est le vibrion septique de Pasteur, ou bacille de la gangrène gazeuse (œdème malin), un des microbes les plus résistants que nous connaissions. Nous pouvons l'écarter du débat par la considération que ce microbe est inconnu en oculistique, et que la précaution la plus élémentaire exige qu'on ne se serve d'aucun objet ayant servi dans un service de chirurgie, même si on n'y a pas traité d'œdème malin.

Il suffira de signaler le bacille de la tuberculose, pour rappeler du coup quelles précautions spéciales il impose, le cas échéant.

Dans notre lutte contre les microbes pathogènes, nous avons enfin comme allié une propriété de nos tissus et de nos humeurs sans laquelle tous nos efforts antiseptiques seraient vains : nous voulons parler des propriétés antibactéridiennes de nos tissus et de nos humeurs, lymphe interstitielle, humeur aqueuse, larmes, signalée déjà, et basée en partie sur la phagocytose, en partie sur une action chimique, comparable à celle des poisons. Dans les tissus, la phagocytose semble prédominer ; dans les larmes et surtout dans l'humeur aqueuse, l'action chimique paraît l'emporter. En vertu de cette propriété, la multiplication des microbes est entravée plus ou moins, et les germes finissent même par être tués. Le résultat en est, dans le cas des plaies opératoires, une guérison normale, comme s'il y avait asepsie réelle et complète, mais seulement à la condition que les microbes pathogènes ne soient pas trop nombreux, le pouvoir antibactéridien de nos tissus et de nos humeurs ayant des bornes.

Et ce pouvoir est susceptible de variations d'un individu à l'autre. Nous savons en gros qu'un œil ayant subi des insultes de diverse nature et un individu à constitution délabrée, cachectique, offrent moins de résistance contre l'invasion des microbes. Nous savons notamment que le diabète et l'albuminurie rabaissent le pouvoir antibactéridien des tissus. Enfin, dans l'œil lui-même, une infection des parties dont la nutrition est moins intense, surtout celle de la substance cristallinienne et du corps vitré, infection qui suppose une blessure de ces parties, est surtout à craindre. Une simple discision d'une cataracte secondaire par ponction cornéenne est infiniment plus dangereuse qu'une iridectomie ; elle l'est au moins autant qu'une simple extraction de cataracte, réussie sans lésion du vitreum.

La quantité de microbes nécessaire pour qu'une infection se produise dépend précisément du pouvoir antibactéridien signalé. Bien loin de pouvoir stériliser la surface de l'œil, nous n'arrivons pas même, en règle générale, à y faire disparaître tous les germes pathogènes. Mais ce à quoi nous arrivons, c'est de réduire à la surface de l'œil le nombre des microbes pathogènes au point que le pouvoir antibactéridien de l'organe opéré puisse en avoir raison.

II

ASEPSIE ET DÉSINFECTION DU SUJET A OPÉRER.

Nous ne risquons guère d'être contredit en affirmant qu'aux mains d'un opérateur consciencieux, une infection survenant aujourd'hui après une opération, a sa source dans l'opéré lui-même. Nous disposons de procédés tellement efficaces pour aseptiser les instruments, les pièces de pansement etc., et même les mains de l'opérateur, qu'un accident provenant d'une de ces dernières sources doit être imputé à une faute ou négligence grave de l'opérateur, au même titre que la blessure accidentelle d'une grosse veine ou artère au cours d'une opération pratiquée dans le voisinage.

C'est que le moyen aseptique par excellence, celui qui réalise une aseptie absolue ou au moins suffisante des instruments et des pièces de pansement, et qui est à la portée de l'opérateur le plus modeste, c'est-à-dire la chaleur, ne peut être appliquée efficacement au malade.

Force nous est donc de nous rabattre ici sur des moyens moins efficaces, et qui dans bien des cas ne nous mènent que bien difficilement au but poursuivi, à une asepsie « suffisante » de l'individu à opérer, l'asepsie « absolue », et surtout la stérilisation absolue étant à peu près irréalisables. Les moyens employés n'étant pas d'une efficacité absolue, on conçoit qu'on sera amené à les varier d'un cas à l'autre, et qu'il convient de continuer nos efforts pour en élucider l'action, pour en imaginer incessamment de nouveaux, afin d'approcher le plus possible de l'idéal, qui peut-être ne sera jamais atteint d'une manière absolue.

Soins antiseptiques à donner avant l'opération à un œil sain, chez un individu sain. — C'est en somme le cas habituel, heureusement pour la renommée de la chirurgie oculaire. Nous supposons une cataracte sénile, toutes les autres étant, dans l'état actuel de nos connaissances, plus ou moins suspectes au point de vue de l'asepsie oculaire. Nous disons une cataracte sénile, chez un sujet bien portant, sans soupçon d'aucune des complications générales ou péri-oculaires dont nous parlerons

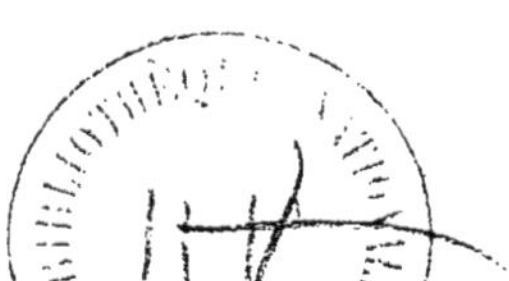

plus loin. Dans ces conditions, une asepsie suffisante de l'œil
et de ses environs immédiats est très facile à réaliser. Il suffit
à cet effet de quelques précautions antiseptiques, de propreté
bien entendue, et d'ailleurs très faciles à mettre en pratique,
que nous allons énumérer.

De cette manière on n'obtient pas une asepsie absolue. Des
expériences déjà anciennes de notre éminent collègue M. Gayet
ont montré que le sac conjonctival le plus sain peut héberger
bon nombre de microbes, dont très souvent les staphylocoques pyogènes ; que l'asepsie absolue du sac conjonctival et
du bord ciliaire des paupières est chose excessivement difficile, sinon impossible à réaliser à l'aide des meilleurs antiseptiques employés, et que du reste la présence dans le sac
conjonctival de quelques staphylocoques peut ne pas empêcher
la guérison d'une plaie opératoire d'être absolument normale.
Ce résultat surprenant a été confirmé depuis de divers côtés.
Pour notre part, nous sommes arrivé aux mêmes conclusions. De plus, nous avons fait quelques recherches sur les
microbes du sac conjonctival pendant les cinq premiers jours
qui suivent l'extraction de la cataracte. Nous avons constaté
que le nombre des microbes de la sécrétion conjonctivale va
en augmentant — sous le bandage exclusif, et probablement
à cause de lui, — à partir du moment de l'opération. Le quatrième et le cinquième jour, nous y avons trouvé à l'aide des
cultures en plaques sans exception plusieurs colonies de staphylocoques blancs.

Il y a donc là une contradiction flagrante, d'une part entre
les recherches bactériologiques, montrant la persistance des
microbes de la suppuration à la surface de l'œil, et d'autre
part entre l'observation clinique, d'après laquelle la plupart des
yeux opérés de cataracte guérissent par première intention.

Cette contradiction se lève cependant par des considérations
sur le champ opératoire considéré comme terrain de culture,
et son corollaire relatif à la quantité de microbes nécessaires
pour produire l'infection. Des travaux les plus compétents,
il se dégage donc la conclusion qu'une asepsie absolue du
terrain opératoire est un idéal à peu près irréalisable. Mais ce
que nous pouvons obtenir, c'est une asepsie suffisante pour
nous, de l'œil et de ses environs immédiats.

Les antiseptiques que nous pouvons appliquer à la surface de l'œil ne tuent qu'une partie des microbes pathogènes qui y sont hébergés. Quant aux autres, le microbicide arrive en contact avec eux ordinairement en quantité suffisante pour les paralyser pendant un temps plus ou moins prolongé. Nous avons vu plus haut quelles quantités infinitésimales suffisent à cet effet. Cette paralysie, cette annulation n'est que momentanée, attendu que la substance antiseptique finit par être éliminée, soit par résorption, soit par élimination au moyen des larmes, ou tout autrement. Le pouvoir microbicide des divers agents employés est tellement faible dans la concentration où nous pouvons les appliquer à l'œil, que les auteurs récents qui se sont occupés de l'asepsie des collyres les considèrent comme moyens de conserver l'asepsie réalisée par d'autres moyens plutôt que comme microbicides. Et cependant en vase clos (pour les collyres), les conditions pour la réalisation de l'asepsie à l'aide de moyens chimiques sont infiniment plus favorables qu'à la surface de l'œil. La paralysie momentanée des microbes ainsi obtenue semble suffire dans beaucoup de circonstances pour permettre aux forces anti-bactéridiennes de l'organe pour éliminer suffisamment les germes pathogènes. Ces forces anti-bactéridiennes, en ce qui regarde l'œil, ne consistent pas uniquement dans le pouvoir bactéricide des tissus et des humeurs ; il faut tenir compte aussi de l'élimination mécanique des bactéridies, entraînées avec les détritus divers, les épithéliums exfoliés, par les larmes mises en mouvement par les paupières. Dans certaines circonstances, une faible sécrétion muqueuse favorise cette élimination. Pour s'en convaincre, on n'a qu'à examiner au microscope les flocons de mucus, surtout s'ils sont peu abondants, et cela avec et sans le secours des colorations révélatrices des bactéries. Un tel filament muqueux, espèce de buisson de ramoneur, renferme de tout : cellules épithéliales exfoliées, jeunes cellules, microbes, poussières étrangères de toutes espèces. Il joue en grand un rôle analogue à celui des jeunes cellules phagocytes, d'ailleurs très nombreuses dans la sécrétion conjonctivale. La sécrétion catarrhale, de même que la sécrétion purement liquide renfermant des jeunes cellules migratrices, peut, il est vrai, devenir dans certaines cir-

constances un milieu de culture pour les microbes ; en principe elle est plutôt un moyen employé par la nature pour les
éliminer. Cela n'empêche qu'il faille soigneusement faire
disparaître toute trace de cette sécrétion, parce qu'elle favorise la pullulation des bactéridies sous le bandeau occlusif, et
surtout parce qu'elle est le signe de la présence d'une quantité
notable de microbes pathogènes, et que les médicaments diri-
gés contre ceux-ci font en même temps tarir celle-là. La plupart de nos collyres anti-catarrhaux, astringents, etc., sinon
tous, agissent en grande partie comme agents anti-bactéri-
diens.

Les précautions antiseptiques préparatoires à l'opération
de la cataracte ne doivent donc pas tant consister en une désinfection unique, aussi intense que possible, c'est-à-dire
aussi intense que l'œil peut la supporter, mais en des soins
antiseptiques divers, et répétés avec des intervalles, si possible, les quelques jours qui précèdent l'acte opératoire. Certes,
une désinfection énergique, unique, pratiquée un instant
avant l'opération, suffit dans le plus grand nombre des cas.
Ne savons-nous pas que très souvent cette précaution elle-
même pourrait être négligée ? Il n'en est pas moins vrai que
dans l'état actuel de nos connaissances, il ne faut pas se re-
poser sur cette éventualité heureuse. Depuis l'époque où l'on
prend certaines précautions antiseptiques avant l'opération,
tout le monde a eu l'occasion de faire des observations cliniques significatives, et qui viennent corroborer ce que nous
savons de l'existence fréquente de germes pyogènes à la surface de l'œil en apparence le plus sain. Nous nous sommes
borné souvent à désinfecter, préalablement à l'opération, le
seul œil qui doit être opéré. Le deuxième ou le troisième jour
après l'opération, le pansement de l'œil opéré est parfaitement sec, tandis que celui de l'œil non opéré, en apparence
aussi normal que son congénère, est recouvert d'une strie
très appréciable de sécrétion muqueuse, correspondant à la
fente palpébrale, et dont la quantité ne serait pas sans faire
naître des craintes sérieuses si elle se rencontrait sur l'œil
opéré. De plus, à l'examen bactérioscopique, la sécrétion en
question se montre relativement riche en microbes, surtout
en coques ayant les allures des staphylocoques. La quantité

des microbes dans l'œil non désinfecté a été telle qu'ils ont pu pulluler, grâce à la stagnation des liquides conjonctivaux résultant de l'immobilisation des paupières. On conçoit d'ailleurs que la stagnation des larmes puisse en diminuer le pouvoir antibactéridien.

De ce qui précède, nous tirons aussi la conclusion pratique qu'en raison du voisinage des deux yeux, il faut les soumettre tous les deux aux précautions antiseptiques pré-opératoires. Ce point mérite surtout d'être envisagé lors des premiers pansements après l'opération. Nous avons eu à enregistrer un cas de perte par suppuration d'un œil qui le troisième jour était en pleine voie de guérison, avec pâleur de la conjonctive, rétablissement de la chambre antérieure et vision bonne : lors du lavage, nous l'avons touché par mégarde avec un tampon d'ouate qui venait d'être mis en contact avec le second œil, qui à un examen minutieux montra une éruption minuscule au bord d'une paupière.

Terminons ces généralités en énonçant cette vérité que la réalisation de l'asepsie suffisante en chirurgie, et surtout en chirurgie oculaire, n'est pas une science, mais un art basé sur l'emploi judicieux de divers moyens scientifiques, fournis notamment par les expériences de laboratoire.

La plupart du temps, avons-nous dit, et même dans tous ceux de la catégorie présente — puisqu'une infection endogène est déjà le résultat d'une complication — l'infection est exogène. De plus, dans tous les cas qu'il nous a été donné d'observer, l'infection a commencé par les lèvres de la plaie cornéenne. Il ne suffira pas, pour pouvoir parler d'infection endogène, de constater que les altérations dues à l'infection ont commencé simultanément, voire même de préférence, dans la chambre antérieure, l'iris, etc. Enfin, il nous semble au moins infiniment probable que la plupart du temps au moins, l'infection ne s'est pas produite au moment même de l'opération, mais après, sous le bandeau, soit que les germes pathogènes se soient trouvés d'emblée en quantité suffisante dans le sac conjonctival, soit, ce qui nous semble le cas habituel, qu'ils se soient d'abord suffisamment multipliés à la faveur du bandeau occlusif.

Quant à la provenance des microbes infectants, les endroits

qui les hébergent sont d'abord le sac conjonctival, ses anfractuosités, ses culs-de-sac, les replis de la caroncule lacry-
male. Un siège de prédilection, suffisamment signalé par les
divers auteurs, est le bord palpébral, grâce à la présence des
cils, des follicules ciliaires et des conduits excréteurs des glandes de Meibomius. C'est ici que se déposent les germes venus
du dehors, et que sont chariés par les larmes ceux de l'intérieur de la poche conjonctivale. Enfin, il y a la peau des
paupières, celle du nez, du front, les sourcils, toujours plus ou
moins infectés, et à un certain point de vue la peau de tout le
corps.

Un bain général, avec frictions au savon, peut être nécessaire dans des conditions spéciales. De même qu'un léger
purgatif, à prendre la veille, peut être indiqué en vue des
métastases dont la source est dans un intestin surchargé.

Mais tous nos efforts doivent être concentrés sur l'œil et
son voisinage immédiat. De ce qui a été dit à la page 13, il résulte l'impérieuse nécessité de commencer par savonner soigneusement la région, pour opérer un nettoyage en gros et
pour enlever les pellicules, la graisse, qui imprègnent toujours la peau et les paupières, et dont l'enlèvement est une
condition essentielle pour rendre les microbes accessibles aux
antiseptiques chimiques. Le savonnage est suivi de lotions
antiseptiques, si possible répétées pendant une couple de jours.
Un bord palpébral même normal sera soigneusement lavé avec
la solution antiseptique. Le même liquide antiseptique renou-
velé servira à inonder le sac conjonctival dans tous ses recoins, y compris les culs-de-sac, les paupières étant retour-
nées, et après instillation préalable de cocaïne chez les personnes sensibles. Il pourra être utile de promener dans le creux
conjonctival de petites boulettes de coton imprégnées de la
solution antiseptique.

Quant à l'espèce d'antiseptique à employer, le choix peut
se mouvoir aujourd'hui entre certaines limites : l'antiseptique choisi doit être reconnu comme très actif, et ne doit pas
(de sa nature ou en vertu de sa concentration) irriter la conjonctive. Pour notre part, nous nous en tenons toujours à la
solution aqueuse de sublimé à 1 : 2000, rarement plus di-
luée. Ses propriétés antiseptiques sont unanimement recon-

nues comme éminentes ; elle est très bien supportée par l'œil. Au besoin, dans la dilution de 1 : 3000 et même de 1 : 5000, cet agent est encore très actif. Légèrement chauffé, ses propriétés bactéricides s'accroissent notablement, et il peut être utile de ne pas verser sur l'œil une certaine quantité d'un liquide froid. — Les lotions du sac conjonctival surtout, ainsi que celles du bord libre des paupières, nous les répétons trois et quatre fois par jour, et cela pendant les 2-3 jours qui précèdent l'opération, dont le premier acte est constitué par une dernière désinfection.

Certainement, d'autres antiseptiques sont capables de remplir utilement le même rôle. Il en est ainsi de certains sels mercuriques, tels que l'iodure (1 : 20.000, M. Panas), l'oxycyanure et le cyanure mercuriques, recommandés successivement par M. Chibret, en solution aqueuse de 1 : 1500. Le trichloride d'iode paraît se ranger à peu près sur la même ligne (Pflueger, à 1 : 500 jusqu'à 1 : 2000). Cette liste pourrait sans doute être allongée encore, et il est plus que probable qu'on trouvera des substances encore plus énergiquement antiseptiques et moins irritantes que les sels mercuriques. Il semblerait que les mélanges de différents antiseptiques est capable de réaliser un certain progrès dans cette direction. Le dernier venu de cette catégorie, le phénosalyl (de Christmas) attire en ce moment l'attention. L'idéal serait une substance fortement antiseptique et n'exerçant pas d'action délétère sur les éléments de nos tissus. L'acide borique (à 4 : 100) n'est certainement pas assez antiseptique. Notre confrère, M. Bourgeois, dit cependant beaucoup de bien du boro-borax, solution d'acide borique dans une solution aqueuse de borax (l'acide borique s'y dissout jusqu'à 16 : 100). Le silence se fait de plus en plus autour de la pyoctanine (Stilling), qui devait joindre des propriétés antiseptiques très grandes à une innocuité absolue pour les tissus.

Nous ne croyons pas nous tromper en affirmant que le progrès dans l'antisepsie opératoire ne doit pas être cherché uniquement dans la découverte d'un principe plus microbicide que tous les autres. On ne trouvera probablement jamais un principe capable de tuer rapidement tous les microbes pathogènes à la surface de l'œil. L'asepsie suffisante devra résulter

autant de la manière dont ces antiseptiques sont employés
que de l'énergie absolue des propriétés antiseptiques de l'agent
préféré. Nous reviendrons sur ce point un peu plus loin.

Une fois l'opération proprement dite commencée, la solution de sublimé n'est plus mise en contact avec l'œil ou avec
la conjonctive. Les lotions nécessaires se font avec la solution physiologique de chlorure de sodium (6-7 : 1000), stérilisée par l'ébullition. D'autres liquides anodins pour l'œil ouvert, tel que la solution à 4 : 100 d'acide borique, peuvent
remplir le même rôle, celui d'un liquide aseptique ; mais
nous ne voyons pas trop en quoi ils soient préférables au premier.

Comme corps aspirant les liquides, nous proscrivons absolument les éponges (dans toutes les opérations où l'œil est
ouvert), parce qu'il est trop difficile, sinon impossible de les
aseptiser. Nous préférons nous servir exclusivement de petites masses de gaze aseptisée, corps suffisamment absorbant
pour nos besoins spéciaux. Sous ce dernier rapport, elle l'emporte même sur l'ouate dégraissée.

Précautions d'asepsie pendant l'opération. — Nous ne nous
étendrons pas spécialement sur les diverses phases de l'extraction, pour développer comme quoi tout accident dans son
exécution pose des conditions qui favorisent la pénétration
et la pullulation des microbes entre les lèvres de la plaie cornéenne et à l'intérieur de l'œil. Une section cornéenne aussi
régulière que possible est l'idéal ; elle favorise la coaptation
des lèvres de la plaie. Et le meilleur obstacle à la pénétration
des microbes est la fermeture de la plaie cornéenne, sans ad-
hérences de l'iris, sans enclavement d'aucune espèce, avec
rétablissement de la chambre antérieure. — Nous n'attachons
pas à notre point de vue une grande importance au lambeau
conjonctival, affectionné par certains opérateurs.

Nous croyons aussi prudent d'empêcher les bords palpébraux, ces nids de prédilection des microbes, de venir en
contact avec les lèvres de la plaie cornéenne. Cela n'exclut
pas d'exercer par l'intermédiaire de la paupière inférieure
une pression accompagnée de frottement sur l'œil, à l'effet de
faire sortir la cataracte ou des masses corticales, l'écarte-
ment de la paupière supérieure surtout étant suffisant. Il pa-

raît prouvé aussi que la rétention de masses corticales et surtout les blessures, les hernies et les enclavements de l'humeur vitrée sont des circonstances qui favorisent l'infection. Les questions de ce genre ont été traitées, mieux que nous ne saurions le faire, dans le plébiscite ou referendum publié par notre ami Landolt.

Nous croyons devoir insister sur les conclusions de deux de nos travaux antérieurs, l'un relatif aux dangers de l'emploi de certains liquides antiseptiques pendant et immédiatement après l'extraction (1), l'autre relatif aux lavages intraoculaires (2). Ces deux points pourraient être rangés sous la rubrique « dangers de certains procédés d'antisepsie ».

Une fois l'opération commencée, la cornée incisée, il importe de ne plus verser sur l'œil d'autre liquide que la solution physiologique de chlorure de sodium stérilisée (voir plus loin, pages 28 et 29).

Pour ce qui est des injections ou lavages intraoculaires, étant donné que l'asepsie absolue du sac conjonctival est un objectif quasi-irréalisable, et plus difficile encore à maintenir, étant donné aussi que malgré tout il se produit des infections à la suite de l'extraction, il était naturel d'essayer l'influence des microbicides encore plus directement sur le point d'attaque des virus pathogènes. Ce point étant manifestement, au moins dans l'immense majorité des cas, le terrain opératoire (lèvres de la plaie cornéenne et chambre antérieure, y compris les masses cristalliennes non évacuées), on devait essayer de désinfecter directement ces parties en tuant les microbes pyogènes ayant pénétré ici, soit au moment de l'opération, soit après. C'est ce que recommanda notre confrère M. Abadie, et ce que pratiquèrent et pratiquent encore sur une vaste échelle MM. Panas et Gayet notamment, à l'aide de lavages intraoculaires au moyen de diverses solutions antiseptiques. A l'époque où cette pratique fut inaugurée, on partait en guerre surtout contre les microbes qui auraient pénétré dans l'œil pendant l'opération, soit portés sur les instruments, soit aspirés avec les liquides conjonctivaux. Telles que les choses

(1) Nuel, De quelques troubles cornéens consécutifs à l'extraction de la cataracte. *Bull. Soc. franc. d'Ophtalm.*, 1892, p. 37.

(2) Le même, Etude expérimentale sur les injections intraoculaires. *Ibidem*, 1889, p. 1, et in *Arch. d'Ophtalm.*, 1890.

se présentent aujourd'hui, il faut admettre que les germes pyogènes pénètrent dans la plaie presque toujours après l'opération, sous le bandeau occlusif, après multiplication au sein des liquides conjonctivaux.

Les statistiques publiées notamment par M. Panas furent des plus encourageantes et légitimèrent les espérances les plus enthousiastes. Mais des voix discordantes ne tardèrent pas à se faire entendre, faiblement d'abord. A notre collègue de Paris qui nous opposait la statistique de ses opérations, nous demandions si ses beaux résultats ne pouvaient pas être mis sur le compte de toutes sortes d'autres moyens d'antisepsie et d'asepsie, mis en pratique conjointement avec les lavages intraoculaires, moyens qui vont se perfectionnant tous les jours. La dextérité opératoire est également un facteur avec lequel il faut compter, d'après ce qui est dit plus haut. M. Chibret est lui aussi un des opposants les plus acharnés à la thèse que nous défendons, celle de l'inefficacité des lavages intraoculaires comme antiseptiques dans l'opération de la cataracte. A diverses reprises, il revient à la charge, reproduisant et variant les arguments qu'il n'avait pas manqué de nous opposer dès 1889. D'après lui, bien que les substances antiseptiques disparaissent bientôt de la chambre antérieure, elles ont eu le temps de modifier le terrain dans un sens défavorable au développement des microbes. Les sels mercuriques notamment se combineraient avec les substances albuminoïdes des endothéliums (ce qui est vrai, hélas ! N), et produiraient ce qu'il appelle dans son langage imagé une « métallisation » des parois de la chambre antérieure, un revêtement efficace contre la pénétration des microbes. Il n'hésite donc pas à injecter encore un sel mercurique, le cyanure, bien qu'en solution très faible (1 :. 20.000).

Et cependant, nous venions de démontrer qu'à part la solution physiologique de chlorure de sodium et celle d'acide borique, tous les liquides injectés, y compris l'eau aseptisée, tuent les endothéliums de la chambre antérieure, et que les sels mercuriques sont particulièrement pernicieux à cet égard, qu'ils produisent trop facilement des troubles intenses et indélébiles de la cornée (1).

(1) NUEL, *loc. citat.* et De quelques troubles cornéens consécutifs à l'extraction de la cataracte. *Bull. Soc. franc. d'Ophtalm.*, 1892, p. 37.

Ce qui est dit dans les pages précédentes contient, nous l'espérons, de nouveaux et péremptoires arguments contre l'activité bactéricide des injections intraoculaires. Ils peuvent se résumer en disant que les liquides que nous pouvons injecter n'ont aucun pouvoir antiseptique bien efficace, et qu'ils constituent tout au plus des liquides aseptiques aux mains de l'opérateur qui veut faire ces lavages dans un autre but que celui de l'antisepsie. Mais alors pourquoi perdre bénévolement les bénéfices du liquide aseptique et inoffensif par excellence, de la solution physiologique de chlorure de sodium stérilisée ?

La « métallisation » de M. Chibret ne peut avoir qu'un seul sens, et se couvrir avec l'atténuation des microbes due à la présence de quantités très petites d'antiseptiques, dont nous avons parlé plus haut. Cette atténuation, très sensible dans les milieux de cultures du laboratoire, sera fugitive dans l'organisme vivant, où l'antiseptique est bientôt tout à fait éliminé.

Il y a lieu de faire ici une autre objection sérieuse. Dans un travail fait au laboratoire d'anatomie pathologique de l'université de Liège, M. Herman (1), se rappelant que les traumatismes préalables sont une condition favorable au développement des microbes pyogènes dans les tissus animaux, se demanda quelle pouvait être l'influence exercée sur le développement des staphylocoques pyogènes par une injection préalable de solution de sublimé ou d'acide phénique. Il trouva (d'accord du reste avec Steinhaus), qu'après injection d'acide phénique en solution aqueuse (à 3 : 100) dans le tissu cellulaire sous-cutané du lapin, il suffit d'une quantité dix fois moindre de staphylocoques, comparativement à l'état normal, pour que, injectée une heure plus tard au même endroit, elle produise encore de la suppuration. Le sublimé corrosif agit à l'instar de l'acide phénique, bien que d'une façon moins marquée, — dans l'opinion de Herman (que nous partageons), parce qu'il est moins irritant. — Les opinions sur l'explication de cette nocivité sont naturellement réservées, mais le

____

(1) HERMAN, De l'influence de quelques variations du terrain organique sur l'action des microbes pyogènes. *Ann. de l'Instit. de Pasteur*, 1891, p. 242.

fait lui-même est mis hors de doute, et de plus, il est d'une application directe à l'objet de notre étude, les infections se faisant ordinairement après l'opération, sous le bandeau occlusif. — D'après des expériences personnelles déjà anciennes, l'injection simultanée dans la chambre antérieure, de la solution boriquée et de cultures de staphylocoques, est aussi active, si pas plus, comme agent pyogène, que l'injection de la même quantité de staphylocoques sans mélange antiseptique.

L'espoir d'arriver à modifier le terrain oculaire et de le rendre réfractaire à l'action des microbes n'est donc pas encore réalisé, pas plus, croyons-nous, que nous n'avons un moyen efficace pour tuer les microbes pénétrés dans l'œil, et qui ne soit pas destructif des tissus. Cela ne démontre pas que ce soient là des utopies ; nous espérons bien que non.

A prendre l'ensemble des publications récentes, les rangs des partisans des lavages intraoculaires antiseptiques vont s'éclaircissant de plus en plus. Cela parlerait en faveur de notre thèse, même si, outre la numération des avis, nous y joignions leur pondération, ainsi que le veut avec raison notre collègue M. de Wecker, pour des questions de ce genre. La plupart de ceux qui les pratiquent encore les font dans un tout autre but : soit pour évacuer les masses corticales, soit pour faire contracter l'iris. Mais dès lors nous sommes sur un terrain qui n'est plus le nôtre. Tout en admettant que la nécrose des endothéliums de la chambre antérieure n'ait pas toujours une influence absolument néfaste pour la vision, nous saisissons cependant l'occasion de rappeler que la solution physiologique chauffée à la température de l'œil doit être préférée à cet effet, même comme excipient pour l'ésérine.

Précautions antiseptiques après l'extraction. — Le cristallin étant extrait conformément aux règles établies, et la surface de l'œil nettoyée, on est tenté de vouloir procéder à une nouvelle désinfection sérieuse du terrain opératoire avant d'appliquer le bandeau. C'est effectivement ce qu'on a fait. Les considérations qui interdisent l'emploi de certains antiseptiques, pendant l'opération, s'appliquent encore ici. Sous l'influence de mouvements palpébraux même très faibles, l'œil ouvert et privé de son cristallin joue le rôle de pompe aspirante et foulante. Les liquides inondant le sac conjonctival sont aspirés dans la chambre antérieure, et dès lors reparaissent tous les inconvénients des injections intra-oculaires. Les solutions de sublimé notamment ont occasionné de cette manière des troubles indélébiles et intenses de toute la cornée (1). Il y a certes des solutions d'antiseptiques ne produisant pas d'aussi graves accidents, mais encore une fois leur avantage principal est d'être des liquides aseptiques ; et pourquoi dès lors ne pas employer au cours de l'opération et pour le lavage post-opératoire de l'œil la solution physiologique bouillie récemment — cela au moins aussi longtemps que nous ne connaissons pas une solution énergiquement antiseptique et dépourvue de toute propriété irritante.

Après avoir séché la région au moyen d'un tampon de gaze aseptisée (par le procédé indiqué plus loin), nous appliquons sur les deux yeux un pansement modérément serré, composé sous la bande d'un tampon de gaze aseptique appliqué sur l'œil. La gaze aseptique, sèche et chiffonnée, se moule très bien sur les saillies et remplit les creux, et par conséquent sert à exercer une compression méthodique, à peu près au même titre que l'ouate ; elle a de plus sur celle-ci un avantage sérieux au point de vue de l'asepsie : elle absorbe les liquides mieux que l'ouate dégraissée. Les rondelles de linth absorbent trop peu.

Nous verrons plus loin aussi qu'il y a lieu de proscrire la gaze rendue prétendûment aseptique par l'incorporation de toutes sortes de substances antiseptiques. Outre que cette asepsie est un leurre, les préparations nécessitées à cet effet enlèvent à la gaze en grande partie les propriétés qui la recommandent à notre choix, notamment son pouvoir absorbant.

Les instillations de poudre d'iodoforme dans l'œil opéré méritent une attention spéciale. Cette poudre est bien supportée par l'œil, et bien qu'elle ne tue pas les microbes, elle en empêche le développement. De plus elle diminue les sécrétions de la muqueuse, ce qui n'est pas à dédaigner. On tend aujourd'hui à remplacer la poudre d'iodoforme par celle d'aristol. — Les avantages signalés de ces poudres ne paraissent

(1) NUEL, *Bull. Soc. franc. d'Ophtalm.*, 1892, p. 37.

pas compenser l'inconvénient que présente la présence d'un corps étranger volumineux dans le sac conjonctival. Aussi cette pratique n'est plus guère usitée que dans quelques cas où l'œil à opérer porte dans son voisinage immédiat une source d'infection.

Et cependant, certains faits cliniques, observés notamment en oculistique, tiennent vivace l'espoir qu'on finira par trouver une substance qui, en application sur l'œil opéré, sans présenter d'inconvénient sérieux, suffise, non pas à tuer les microbes du sac conjonctival, ce qui paraît irréalisable, mais à empêcher leur développement et leurs effets néfastes. Les observations que nous avons en vue sont notamment les effets abortifs évidents qu'un pansement humide au sublimé exerce sur des orgeolets commençants et même sur des phlegmons commençants du sac lacrymal. Nous avons vu d'autre part qu'il peut suffire de quantités presque homœopathiques de certains antiseptiques pour enrayer le développement des microbes. Des essais dans cette direction ont été faits par beaucoup de confrères, notamment avec le sublimé, mais ils n'ont pas donné de résultats évidents. L'antiseptique à l'influence duquel on voudrait ainsi soumettre l'œil devrait être en solution, et imprégner la pièce absorbante du pansement. Dès lors on supprime les qualités maîtresses de celui-ci, son pouvoir absorbant et son élasticité nécessaire pour exercer sur l'œil une compression uniformément distribuée. Il nous a semblé à nous qu'une fois déclarée, la suppuration des lèvres de la plaie cornéenne n'est guère influencée par l'application d'un tel pansement au sublimé. Cela ne veut pas dire qu'il faille renoncer à l'espoir d'arriver à un résultat sérieux dans cette direction.

Le renouvellement du premier pansement. — I. — Il est universellement admis qu'après l'opération, il faut appliquer un pansement (aseptique) sur les deux yeux. — Le renouvellement précoce du premier pansement a des inconvénients sérieux. D'une part il rouvre facilement et fait entrebâiller les lèvres de la plaie cornéenne, comme conséquence de la pression exercée sur l'équateur oculaire par la paupière supérieure se contractant au moment où l'on veut la relever. En second lieu, sous le bandeau, la plaie cornéenne — placée ordinai-

rement en haut — est abritée sous une partie supérieure de
la paupière, loin de son bord ciliaire si riche en microbes. Et
lorsque l'œil s'entr'ouvre activement ou passivement, ce bord,
toujours plus ou moins infecté, glisse sur les lèvres de la plaie
et peut les inoculer. A ne consulter que notre expérience,
nous constatons ce fait significatif qu'en règle générale, lorsque nous ouvrons l'œil opéré pour la première fois, le troisième jour, nous le trouvons sec, la conjonctive pâle, du
meilleur aspect. Et à partir de ce moment survient et se
prononce presque toujours un degré notable d'injection, voire
même un peu de sécrétion.

De tout cela il est résulté que les opérateurs ont reculé de
plus en plus, jusqu'au quatrième et au cinquième jour, le moment du premier renouvellement du pansement. Cependant,
il nous est arrivé de trouver le troisième jour la plaie cornéenne infiltrée et du pus dans la chambre antérieure, chez
une personne qui ne s'était plainte d'aucune façon.

Nous avons adopté la manière de procéder que voici. Dans
tous les cas nous soulevons le pansement de l'œil opéré après
deux fois vingt-quatre heures, et cela avec précaution, dans
une demi-obscurité, la lumière artificielle étant placée du
côté temporal, et en laissant le second œil couvert, tout cela
pour éviter toute contraction de l'orbiculaire des paupières.
Si le pansement est sec, et surtout s'il n'y a pas ce léger
œdème suspect du bord libre de la paupière supérieure, nous
renouvelons le pansement à l'instant même, et sans essayer
d'ouvrir la fente palpébrale. Y a-t-il un peu de sécrétion sur
le pansement à l'endroit correspondant à la fente palpébrale?
Alors nous lavons les bords ciliaires des paupières doucement, à l'aide d'un tampon d'ouate aseptique et trempée dans
la solution de sublimé *chauffée* — ceci pour éviter la contraction de l'orbiculaire qu'occasionnerait le contact d'un liquide frais, et parce qu'à chaud la solution antiseptique est
plus active qu'à froid — en recommandant au malade de laisser l'œil doucement fermé et de ne pas serrer les paupières,
puis nous remettons un pansement frais. Nous n'ouvrons l'œil
que le troisième ou le quatrième jour, toujours par peur d'une
infection par le bord libre de la paupière supérieure. Nous
n'hésitons pas à renouveler de cette façon le pansement à

n'importe quel moment, pour peu que l'opéré se plaigne de
gêne dans l'œil. Il arrive que quelques heures après l'opération, on trouve la gaze du pansement plus ou moins mouillée
de larmes, ce qui occasionne un faible malaise ; le renouvellement prudent du pansement fait cesser ces plaintes, et sa sic-
cité est une condition défavorable pour le développement des
microbes contre les bords ciliaires des paupières.

Y a-t-il dès le premier jour de la sécrétion notable sur le
pansement, et surtout le bord libre de la paupière supérieure
est-il un peu gonflé, nous n'hésitons pas à inspecter l'œil et
la plaie cornéenne, après avoir désinfecté les cils comme ci-
dessus. Presque sans exception, on trouvera quelque accident du côté de la plaie, soit le non-rétablissement de la chambre antérieure, soit un prolapsus de l'iris, soit même une
infiltration suspecte des lèvres de la plaie. Il n'entre pas dans
notre sujet d'exposer les mesures à prendre dans ces divers
cas. Toutefois, il ressort de ce qui précède qu'en présence d'une
infection de la plaie cornéenne, il ne faut avoir qu'une confiance limitée dans l'emploi des antiseptiques chimiques ; on
se servira, notamment, d'instillations d'iodoforme, concur-
remment avec le fer rouge, qui nous paraît tout indiqué ici,
ses inconvénients étant plus que contrebalancés par ses
avantages incontestables.

Lors des premiers renouvellements des pansements, avec
inspection de l'œil, la prudence la plus élémentaire exige
qu'on ne mette pas en contact avec l'œil opéré un objet ou
liquide ayant touché le second œil, ni même qu'on inonde
l'œil opéré avec le tampon ou le liquide qui a servi à laver
l'extérieur de la paupière et les bords ciliaires des paupières
de l'œil opéré. Le lavage de l'œil lui-même à l'aide d'un liquide antiseptique n'a plus les inconvénients signalés plus
haut lorsque la chambre antérieure est franchement rétablie.
Toutefois, si pendant la manœuvre, la plaie cornéenne venait à se rouvrir, les inconvénients en question existeraient
à nouveau. Naturellement, si les lèvres de la plaie étaient in-
filtrées, l'emploi des substances antiseptiques, de l'iodoforme
par exemple serait de rigueur (1).

(1) Ne pas oublier qu'après lavage de l'œil par le sublimé, l'inspersion
d'iodoforme donne de l'iodure mercurique, infiniment plus irritant que le su-

Certains auteurs manifestent une tendance à réduire le plus possible le pansement post-opératoire. Nous sommes d'avis qu'un large bandeau compressif des deux yeux est à recommander, d'abord pour immobiliser l'œil opéré, et ensuite pour protéger toute la région oculaire contre toutes sortes d'influences extérieures. Chez certaines personnes, le moindre contact d'un corps étranger avec cette région provoque des contractions réflexes de l'orbiculaire des paupières, qui peut faire entrebâiller les lèvres de la plaie cornéenne.

Précautions antiseptiques à prendre dans les cas compliqués. — Les précautions antiseptiques qui suffisent dans les cas non compliqués sont donc très simples, et ne dépassent guère en complication les mesures de propreté qui étaient de mise à l'époque pré-listérienne. Il n'en est plus de même lorsque la résistance de l'organisme à l'égard des microbes est diminuée, ou lorsqu'il y a des sources d'infection anormales, soit à la surface même de l'œil, soit dans son voisinage plus ou moins immédiat, et même en général à n'importe quelle partie de la surface du corps ; car un foyer d'infection quelconque peut avoir infecté l'œil ou ses annexes, par transport mécanique, sans que cela y paraisse bien manifestement. Il y a donc à envisager : *a*) la diminution du pouvoir antibactéridien de l'organisme, *b*) les sources d'infection plus éloignées, et *c*) d'autres plus rapprochées de l'œil.

Les procédés antiseptiques applicables à l'œil et à l'individu étant tous basés sur le contact plus ou moins prolongé de substances diverses avec l'organe à aseptiser (1), ce que nous venons de dire sur les bornes mises à l'activité des antiseptiques « chimiques » trouve ici son application.

Infection endogène. — Ecartons d'abord du débat, en en disant le nécessaire, la question de l'infection endogène. Sous ce nom nous comprenons les infections dues à un transport interne, non venu de l'extérieur. Nous dirions volontiers que ce transport de germes pathogènes s'opère toujours par le courant sanguin, s'il n'y avait pas la possibilité que dans telles

blimé. Le cas, échéant, ce dernier devra être enlevé par un lavage soigné au moyen de la solution physiologique stérilisée.

(1) La chaleur élevée, si efficace contre certaines kératites suppuratives, ne saurait évidemment être appliquée dans les opérations où nous recherchons avant tout une guérison par première intention.

circonstances absolument exceptionnelles l'infection pourrait
être qualifiée de « migratrice ». Notre excellent confrère,
M. Meyer, n'a cessé d'appeler l'attention sur la possibilité de
l'infection endogène, et notre confrère, M. Romiée notamment a observé un cas qui semble assez démonstratif à ce
point de vue.

Nous savons d'autre part que des suppurations d'organes
très divers peuvent par métastase, c'est-à-dire à la suite du
transport des germes pathogènes par le courant sanguin, donner naissance, dans un œil non opéré, à des phlegmasies,
voire même à des suppurations, et cela au moyen des germes
pyogènes les plus divers, de staphylocoques, de gonocoques,
de streptocoques (métrite puerpérale, érésypèle), de pneumo-
coques, de certains microbes du typhus, du rhumatisme articulaire, du bacterium coli commune, celui de la tuberculose
etc., etc. Cette liste s'allongera certainement encore à la suite
de nouvelles observations cliniques.

Dans un cas donné de suppuration ou d'inflammation oculaire post-opératoire survenue par exemple dans les cas de
pneumonie, d'érésypèle, de gonorrhée etc., il peut être très
difficile de décider si l'infection est exogène ou endogène.

Si le foyer d'infection, ainsi que cela est ordinairement le
cas, est susceptible de s'éteindre ou de diminuer notablement,
il faudra attendre que le traitement approprié ait atteint ce
but. Tel est notamment le cas de la bronchite chez les vieillards, accompagnée souvent d'un certain degré de pneumonie. Il peut même devenir prudent de surseoir absolument
aux opérations sur le système cristallinien dans une salle où
récemment a été traitée une pneumonie. Un écoulement go-
norrhéique, même très restreint peut constituer une contre-
indication opératoire, et cela dans les deux sexes. Le rhumatisme articulaire, quelque faible qu'il soit, est fort à craindre.
L'érésypèle surtout est à redouter; nous en parlerons à propos
des infections exogènes.

Maladies générales favorisant l'infection microbienne. —
C'est une chose suffisamment connue que l'état cachectique
de l'individu, de quelque source qu'il provienne, diminue la
résistance de l'organisme à l'égard des microbes. Les maladies de ce genre, dont quelques-unes, telles que l'albuminurie

et le diabète produisent quelquefois la cataracte, tout en n'étant pas de nature microbienne, exposent cependant à l'infection, en ce sens qu'une quantité de microbes inoffensive pour un individu sain, devient « suffisante » pour infecter une plaie oculaire d'un tel malade. Selon toutes les apparences, ces maladies, et d'autres analogues, diminuent le pouvoir microbicide de la nutrition interstitielle en altérant la lymphe qui baigne les éléments de nos tissus. Tel est le cas de l'albuminurie ; et d'autre part d'après des expériences récentes de Heidenhain, dans le diabète, la quantité de lymphe interstitielle serait beaucoup diminuée au profit du plasma sanguin.

Les maladies qui favorisent ainsi simplement l'infection par toutes sortes de microbes, c'est tout au plus si elles peuvent constituer une contre-indication temporaire de l'opération, jusqu'au moment où un traitement approprié les ait guéries, ou en ait diminué le plus possible l'intensité. Au moment de l'opération, on redoublera, si possible, les précautions antiseptiques les plus diverses, en ne perdant pas de vue que chez de tels malades, il faut se garer d'une quantité de germes inoffensive pour un individu sain.

En fait de sources d'infection plus éloignées, topographiquement parlant, il y a le cas échéant, la malpropreté générale, qui peut nécessiter un bain général.

En second lieu, il y a les foyers suppuratifs sur n'importe quelle partie du corps, y compris une bronchite, surtout si elle a des tendances à former des foyers pneumoniques. Une suppuration osseuse est absolument dangereuse. Il y a lieu de relever les furoncles, quelque petits qu'ils soient, les boutons d'herpès, d'acné, et en général toute éruption dermique quelconque. L'érésypèle est particulièrement dangereux, non seulement l'érésypèle actuel ou récent, mais encore celui qui est guéri depuis des mois. Nous avons à signaler une observation très instructive à ce point de vue. Il s'agit d'une brûlure de l'œil par du métal fondu, qui guérit après avoir revêtu quelques caractères érésypélateux. Le malade se présente à la clinique, avec une tache cornéenne centrale masquant la pupille, et un symblépharon partiel de la paupière inférieure. Une iridectomie optique est suivie d'un faible degré d'érésypèle circumoculaire, qui obscurcit la cornée encore un peu plus, mais ne désorganisa pas l'œil. Trois semaines après disparition de toute inflammation, et après désinfection de l'œil et de ses environs, opération du symblépharon, suivie d'un nouvel accès d'érésypèle qui annula l'effet de l'opération. Deux mois plus tard, après des bains généraux répétés et des désinfections de la région de l'œil à l'aide du sublimé (compresses à demeure) répétées plusieurs fois par jour et pendant des semaines, une seconde opération du symblépharon fit éclore un quatrième accès d'érésypèle de la région de l'œil.

La plupart du temps, un traitement approprié au cas fera tarir ces sources d'infection. Et si tel n'était pas le cas, où si pour l'une ou l'autre raison de convenance on se décidait à procéder à l'opération séance tenante, il faudrait avoir présent à l'esprit l'imminence du danger, et redoubler de précautions préservatrices.

Dans le voisinage immédiat de l'œil, il faut signaler les affections des fosses nasales, celles des voies lacrymales, celles de la conjonctive, et enfin celles des bords ciliaires des paupières.

Les affections des fosses nasales se révèlent de plus en plus comme des causes d'infection très actives de plaies et d'ulcères cornéens anodins de leur nature. La contamination paraît s'opérer par transport direct, au moyen des mains, du mouchoir, etc., plus souvent que par le chemin des voies lacrymales, si elles sont normales.

Pour ce qui est des affections des voies lacrymales, c'est un point établi depuis longtemps qu'elles constituent des foyers d'infection énergiques, et produisant aisément la suppuration des plaies cornéennes, d'une part parce que les liquides septiques refluent du sac lacrymal vers l'œil, et d'autre part parce qu'elles occasionnent toujours un certain degré de conjonctivite et de blépharite. Et en allant à leur découverte, il ne suffira pas, pour les exclure, de constater qu'une pression répétée, exercée sur le sac lacrymal, ne fait rien refluer par les points lacrymaux. Un faible degré de catarrhe de ces voies peut n'avoir produit que peu de sécrétion, et ne pas se révéler par cette manœuvre, diverses circonstances mécaniques pouvant empêcher le reflux caractéristique. Pour peu que l'œil à opérer soit larmoyant, il n'y a lieu de se déclarer satisfait que si une injection d'eau salée, poussée par un canal lacrymal, à l'aide d'une seringue appropriée, apparaît dans les narines.

Le catarrhe conjonctival, quelque faible qu'il soit, est toujours révélateur de la présence d'une quantité anormale de microbes pathogènes dans le sac conjonctival. Et un certain degré de ce catarrhe est absolument fréquent chez les vieilles gens, qui constituent le contingent le plus nombreux des cataractés. Cette complication est à redouter, pour sa septicité, à un double point de vue. Premièrement, parce que dans ce cas il y a dans le sac conjonctival une quantité anormale de bactéridies; et en second lieu, parce que la sécrétion exagérée sera retenue sous le pansement post-opératoire, et constitue un milieu de culture favorable pour la pullulation des microbes.

Les affections du bord libre des paupières enfin renforcent dans une mesure très grande la quantité de microbes en cet endroit. L'expérience clinique acquise sur les ulcères cornéens montre que cette complication septique est presque autant à craindre que les affections des voies lacrymales. La moindre rougeur, la moindre exfoliation à la base des cils est à redouter. Cela est vrai *à fortiori* des exulcérations et surtout des orgeolets. J. Bernheim (1) a récemment produit les orgeolets en instillant des cultures de staphylocoques dans le sac conjonctival. — Il y a lieu de signaler aussi l'entropion sénile de la paupière inférieure, qui se produit souvent lors des contractions un peu énergiques du muscle orbiculaire, chez les vieillards à peau flasque, relâchée.

La question de savoir si ces diverses affections sont le résultat d'une infection microbienne — ce qui est au moins souvent le cas — ou bien si les organismes pathogènes ont pullulé parce que ces organes sont malades, est accessoire à notre point de vue. Ce qui est constant, c'est l'infection des organes en question. Ce qui s'impose aussi impérieusement, c'est qu'avant de procéder à l'extraction, il faut tarir ou réduire à un minimum les foyers infectieux signalés, dût-on à cet effet procéder à un traitement préparatoire fastidieux et

---

(1) BERNHEIM, Jacob, Ueber die Antisepsis des Bindehautsackes etc. *Beiträge zur Angenheilkunde de Deutschmann*, fasc. 7, p. 33.

de longue durée. L'enjeu est trop précieux pour hésiter le moins du monde.

Nous ne saurions entrer ici dans le détail du traitement préparatoire à instituer dans les différents cas signalés ; cela nous mènerait à exposer le traitement des affections du nez, des voies lacrymales, du bord palpébral et des conjonctivites. Bornons-nous à faire quelques remarques spéciales au point de vue où nous sommes placé.

D'une manière générale, les traitements à instituer sont de longue durée. Dans bon nombre de cas, on n'aboutira pas à l'idéal, à une guérison radicale. Mais encore faut-il s'en rapprocher le plus possible, et cela peut suffire pour la réussite. Il faudra naturellement redoubler de précautions antiseptiques avant, pendant et surtout après l'extraction. C'est dans des cas de l'espèce qu'on pourra avec avantage saupoudrer l'œil opéré d'iodoforme, qui outre qu'il s'oppose à la pullulation des microbes, tarit plus ou moins les sécrétions conjonctivales, qui sont particulièrement à craindre dans ces cas.

C'est ici surtout qu'il faut être pénétré de l'idée que les antiseptiques n'agissent pas uniquement en vertu de leur pouvoir microbicide absolu, mais que l'utilité de leur emploi consiste surtout en ce que, tout en tuant une partie des microbes, ils annulent passagèrement leur prolifération, et pour beaucoup d'entre eux, en ce qu'ils augmentent la résistance des tissus à l'égard des microbes, et permettent ainsi aux forces de diverse nature inhérentes aux organes et aux tissus, d'éliminer peu à peu ces microbes. Quelque grande que soit la diversité des moyens usités, ils tendent tous vers le même but : l'élimination des microbes. Il en est ainsi notamment des remèdes employés contre le catarrhe conjonctival, à commencer par le nitrate d'argent pour finir par les astringents les plus faibles, et y compris le dernier venu, l'alumnol. L'action astringente coagule les liquides interstitiels des couches les plus superficielles des tissus, condense ceux-ci, et les rend plus résistants à l'égard de la marche envahissante des microbes. Selon les allures du catarrhe conjonctival, on préférera tantôt les antiseptiques purs, d'autres fois, par exemple quand la sécrétion est plutôt muqueuse, les remèdes plutôt astringents. Il est du reste à remarquer que tous les médicaments employés en pareils cas jouissent de propriétés antiseptiques.

L'emploi d'antiseptiques incorporés dans des corps gras pour combattre les affections blépharitiques, semble se justifier par la considération qu'ici les replis hébergeant les microbes sont remplis de graisse. Dans les cas de l'espèce, il peut être utile d'exprimer à diverses reprises les sécrétions retenues dans les conduits excréteurs des glandes du bord palpébral.

Une tendance à l'entropion sénile plus ou moins spastique, devra être combattue par une cautérisation (galvanique?) de la peau de la paupière, faite au moins quinze jours avant de procéder à l'extraction. Aucun pansement ne peut remédier sûrement à cette tendance.

Pour ce qui est des affections des voies lacrymales, la préoccupation dominante est de rétablir leur perméabilité par les moyens connus.

Nous ne saurions souscrire à la recommandation d'un auteur récent (Haab), qui dans les cas d'obstacle constaté à l'écoulement des larmes, cautérise au fer rouge les papilles lacrymales à l'effet d'obstruer les canalicules, ni adopter la pratique de ceux (Deutschmann) qui prétendent fermer ces canalicules contre le reflux des sécrétions septiques du sac par des ligatures étreignant les canalicules après leur incision. Nous mettons sur la même ligne les cautérisations énergiques du sac dans toute affection de ce genre ; une telle médication n'étant légitime que dans des cas tout à fait exceptionnels. Il est aisé de voir que ces remèdes risquent fort d'être pires que le mal qu'on veut combattre. C'est bien ici le cas de répéter que patience et longueur de temps font plus que force ni que rage, et de se rappeler que réaliser l'asepsie de l'œil, ce n'est pas une science, mais un art compliqué qui met en pratique notamment des moyens suggérés par l'expérimentation dans les laboratoires.

Malgré tout ce qu'on aura fait dans cette direction, on verra toujours se dresser la question embarrassante de savoir si on a fait assez, si l'œil à opérer est devenu, non pas d'une asepsie absolue, irréalisable surtout ici, mais d'une asepsie suffisante.

Il n'y a certes pas d'oculiste qui ne se soit demandé s'il n'y

aurait pas moyen d'évaluer à l'aide des méthodes bactérios-
copiques connues la quantité de microbes pyogènes qui se
trouvent à la surface d'un œil, à l'effet de distinguer les yeux
renfermant de ces microbes en quantité suffisante pour provoquer à peu près sûrement (dans le terrain donné) la suppuration, ou plutôt l'infection. Les efforts nombreux et ano-
nymes tentés dans cette direction sont restés stériles jusqu'à
ce jour. D'abord, rien n'est plus difficile que d'apprécier la
quantité de microbes logés à la surface de l'œil. Outre que
ce moyen ne serait guère pratique, la question du terrain,
de la résistance plus ou moins grande des tissus à l'égard
des microbes, se dresserait toujours comme un grand point
d'interrogation. Il faut bien le reconnaître, la question du
terrain a une importance plutôt théorique. En pratique, on
se trouve la plupart du temps impuissant à la résoudre. Il
n'y a en somme de bien établie pour la pratique que la plus
grande réceptivité microbienne des individus cachectiques,
des tuberculeux, des albuminuriques, des diabétiques, etc.

Et cependant, l'invention d'un critérium qui nous permettrait de désigner les cataractés prédisposés à l'infection,
serait de la plus grande utilité. Il nous permettrait d'appliquer aux seuls « tarés » les traitements souvent longs et
pénibles, agissant dans les directions les plus diverses contre
le phénomène complexe de l'infection pathogène, traitements
auxquels l'on ne saurait songer à soumettre tous les cas indistinctement, et dont on ne pourrait que très difficilement
contrôler l'efficacité.

Nous pensons avoir découvert un tel critérium, sinon absolu, au moins applicable dans la plupart des cas. Ce moyen
est très simple, à la portée de tout le monde ; il a l'avantage
de marquer les yeux « prédisposés » à l'infection, soit que
cette prédisposition résulte de la présence d'un excès de
microbes pyogènes, soit qu'elle réside dans une résistance
moindre du terrain, soit enfin que les deux facteurs coexis-
tent. Ce moyen consiste dans l'application d'un bandage
compressif aseptique, durant deux jours, sans qu'on prenne
préalablement de l'œil d'autres soins que de le soumettre aux
simples mesures de propreté. S'agit-il d'un œil suffisamment
aseptique? Alors on trouvera le deuxième jour le bandeau sec,

l'œil sec et pâle. Au contraire, si le pansement est recouvert d'une quantité notable de sécrétion, si l'œil a rougi et sécrète, c'est qu'alors les conditions sont telles que l'occlusion aurait suffi pour infecter la plaie d'une extraction de cataracte, soit que les microbes pathogènes, n'importe de quelle provenance, y soient en quantité efficace, soit que le terrain soit dépourvu de la résistance normale à l'égard des microbes. Le même critérium est applicable aux yeux « suspects » qui pour l'une ou l'autre raison ont déjà été soumis à un traitement antibactéridien quelconque. Un œil se révèle-t-il comme suspect à cette épreuve, il faudra continuer, au besoin en le variant, le traitement préparatoire à l'extraction de la cataracte. Il nous est arrivé de n'obtenir l'asepsie voulue qu'après avoir appliqué à l'œil deux et même trois fois notre pierre de touche.

Nous avons été amené à cette conception par l'observation de nos opérés de cataracte. Nous avons dit plus haut que lorsqu'au deuxième ou au troisième jour on renouvelle le premier pansement, il arrive souvent que l'œil non opéré, mais non soumis à des précautions antiseptiques avant l'opération, a manifestement sécrété plus que son congénère opéré, qui lui a subi une préparation antiseptique. Pour peu que l'œil non opéré ait présenté une des tares signalées plus haut, il est de règle qu'à l'enlèvement du premier pansement il a rougi, il sécrète et a mouillé le pansement, qui est recouvert d'une sécrétion muqueuse ou même muco-purulente ; bref il se trouve dans un état qui serait presque désespéré s'il existait sur l'œil opéré. D'après l'expérience acquise, un tel état serait presque sûrement accompagné d'une grave infection des lèvres de la plaie cornéenne. — Entre temps, l'œil soumis à l'extraction est resté plus sec et relativement pâle, malgré le traumatisme opératoire : il est en train de guérir normalement.

L'explication du fait facile à observer est, ce nous semble, la suivante. L'œil qui sous le bandeau reste pâle et ne se met pas à sécréter est d'une asepsie suffisante pour pouvoir supporter impunément une occlusion de deux jours. Il est dans les conditions voulues d'asepsie pour être opéré sans danger sérieux d'infection. Au contraire, celui qui se met à sécréter dans ces conditions ne réalise pas les conditions voulues d'asepsie (de quantité des microbes pyogènes, de terrain, n'importe) pour supporter impunément une occlusion prolongée. A la faveur de la rétention des germes et des liquides par le fait de l'occlusion, les microbes pathogènes ont pullulé — nous avons pu nous en convaincre par l'examen bactérioscopique, — ils ont produit une irritation appréciable de la conjonctive, ou en ont augmenté une qui préexistait, peut-être excessivement faible. Si cet œil avait été opéré de la cataracte, des accidents septiques se seraient produits à peu près sûrement. Nous ne considérons en effet comme suspects une quantité et une nature de la sécrétion, et un degré de réaction qui, d'après l'expérience clinique, ne se montre jamais sur un œil opéré de cataracte, aux premiers renouvellements du pansement, sans qu'il y ait une infection plus ou moins prononcée des lèvres de la plaie cornéenne.

Les développements qui précèdent et notre critérium de la septicité d'un œil supposent que l'infection ne se produise pas au moment de l'opération, mais après, les germes pyogènes pouvant provenir, soit des voies lacrymales, soit du sac conjonctival, soit du bord libre des paupières. Nous croyons que tel est le cas habituel. Nous disposons actuellement de procédés d'asepsie suffisants pour les mains de l'opérateur et pour l'œil lui-même ; quant aux instruments, leur asepsie est chose facile à réaliser. D'autre part, nous avons toujours vu l'infiltration néfaste commencer par les lèvres de la plaie cornéenne, et il semble en être de même de la plupart des observations dont parlent les auteurs. On signale aussi des cas où la suppuration semblait avoir commencé simultanément, ou même de préférence dans la chambre antérieure. Mais la provenance et le mode de l'infection ne nous semblent pas différer dans ces cas. Cela n'empêche que dans des cas spéciaux, elle puisse se faire au moment même de l'opération. Mais ce dernier mode d'infection, dont l'idée a été le fil conducteur qui a mené aux lavages intra-oculaires antiseptiques, doit être relativement rare, et ne peut pas nous imposer notre manière d'agir dans la généralité des cas. Exception doit être faite naturellement pour les cas rares où l'infection serait endogène.

Il semble, au premier abord, que le bien fondé de notre manière d'agir ne pourrait être suffisamment expérimenté que par la production d'une vaste statistique, basée sur un nombre de cas tel que bien peu de praticiens pourraient la produire, si on songe à la rareté relative de la suppuration consécutive à l'extraction. Nous croyons cependant que la pondération des observations cliniques peut l'emporter ici sur leur numération. D'abord notre conception nous semble découler naturellement de tout ce que nous savons de l'infection post-opératoire. Elle est basée sur des observations cliniques faites sur des yeux suspects, qui se mettent à sécréter copieusement et qui s'irritent sous le bandage occlusif. Enfin, il nous serait facile de tirer des arguments très sérieux de la relation détaillée de plusieurs de nos opérations. Depuis deux ans, à la suite de la mise en pratique de notre critérium, nous n'avons plus revu la suppuration de nos yeux opérés, alors que précédemment nous en avions à enregistrer deux et même trois par an. Et cependant il s'est présenté à un moment une série noire de cas absolument tarés, de malades avec des affections des voies lacrymales, des blépharites, des éruptions autour de l'œil, des catarrhes chroniques de la conjonctive, des bronchites chroniques. Chez la plupart de ces malades, l'emploi de notre critérium donna un résultat positif très prononcé. Il en fut de même d'une femme chez laquelle rien, ni dans l'œil, ni dans son entourage, ni dans l'état général, ne faisait soupçonner un état septique de l'œil. Chez quelques-uns, une seconde application du bandeau, une fois même une troisième, provoqua encore une sécrétion notable. Celle-ci finit par s'évanouir, et une bonne dizaine de cas tarés furent ainsi opérés finalement avec plein succès, sans qu'il se produisît ni suppuration, ni sécrétion exagérée.

Nous recommandons donc de ne plus extraire de cataracte, ni de faire une opération de cataracte secondaire, de discision surtout, sur un œil « suspect », sans l'avoir ainsi exploré au préalable, et sondé au point de vue de sa septicité, ou de son asepsie. Quelque simple que soit le moyen indiqué, on ne se résoudra que difficilement à en faire usage pour toutes les cataractes indistinctement, surtout dans les grandes cliniques. Nous rappelons toutefois l'observation d'un œil aucunement « taré », qui s'est mis à sécréter abondamment sous le bandeau.

III

STÉRILISATION DES INSTRUMENTS.

La plupart des instruments servant à l'extraction sont dans le cas d'être contaminés plus ou moins, même si on évite de porter à l'intérieur de l'œil des pinces, des couteaux etc. ayant servi sur des yeux en pleine suppuration. Il ne servirait de rien de se servir pour chaque opération d'instruments nouveaux ou repassés. Des précautions spéciales s'imposent donc d'autant plus que nous en connaissons de très efficaces, et faciles à mettre en pratique.

Le nettoyage le plus soigné, bien qu'il puisse suffire et qu'il a suffi dans bien des cas, ne réalise jamais une asepsie absolue des instruments tels que les pinces, qui présentent des irrégularités de la surface. Même la lame d'un couteau peut porter des germes microbiens après un nettoyage à fond. Telle est la conclusion formulée notamment par Redard (1), et à sa suite par l'unanimité des auteurs. De toutes façons, il faut donc procéder à une désinfection proprement dite des instruments, en oculistique surtout, où nous avons affaire à des milieux peu résistants à l'action des microbes, et où l'infection a des résultats peut-être plus graves encore qu'en chirurgie générale. La grande délicatesse de ses instruments impose d'autre part à l'oculiste l'obligation d'être encore plus réservé que le chirurgien dans le choix de moyens antiseptiques pouvant attaquer l'acier et surtout le fil des instruments tranchants.

D'après ce qui a été dit plus haut, nous ne serons guère tenté d'accorder une confiance illimitée à la désinfection par les moyens chimiques. En théorie, les microbes nus ne résistent

(1) Redard, De la désinfection des instruments chirurgicaux. *Rev. de chir.*, 1888, n° 5.

pas à l'action prolongée des substances antiseptiques énergiques ; mais trop souvent ils sont enfermés dans des taches de sang, de mucus, de graisse, voire même desséchées, toutes circonstances qui entravent et rendent même impossible la désinfection absolue à l'aide de ces moyens. La plupart des substances les plus antiseptiques attaquent l'acier des instruments. Le sublimé corrosif doit être absolument écarté pour ce motif. La solution aqueuse d'acide phénique, usitée encore en chirurgie générale, attaque assez vite le fil de nos instruments tranchants, et du reste elle n'a qu'un pouvoir désinfectant restreint.

La substance qui en ce moment semble l'emporter sur toutes les autres est le cyanure de mercure, recommandé par M. Chibret (1), qui plonge les instruments pendant 10 minutes dans une solution aqueuse de ce corps à 1 : 100. Les propriétés antiseptiques de cette solution sont éminentes, et nous avons pu nous convaincre qu'une immersion de quelques heures dans ce liquide froid n'entame pas le poli et ne gâte pas les tranchants d'une manière sensible. Sous ce double rapport, cet agent se recommande tout spécialement.

En l'état actuel de nos connaissances, nous ne pensons pas cependant que la désinfection par un agent chimique puisse être recommandée comme méthode générale, dominante, et cela en tenant compte de tout ce que nous savons des limites restreintes mises à l'activité des antiseptiques chimiques en général.

Miquel (2) et Redard (3) notamment ont démontré que la solution aqueuse d'acide phénique à 5 : 100 ne suffit pas pour désinfecter des objets maculés avec les staphylocoques. D'après Schimmelbusch (4), le séjour dans une solution de sublimé à 1 : 2.000 ne désinfecte un fil (contaminé avec le Bacillus pyocyaneus) qu'après 24 heures, s'il est recouvert de gélatine ; et s'il est recouvert de graisse, les germes résistent indéfini-

(1) CHIBRET, de l'antisepsie de l'œil, etc. *Arch. d'Ophtalm.*, 1892, t. 12, p. 433.

(2) MIQUEL, *Annuaire de Montsouris*, 1880.

(3) REDARD, De la désinfection des instruments, etc. *Revue de chir.*, 1888.

(4) SCHIMMELBUSCH, *Arch. f. chir. de Langenbeck*, 1891, t. 42, p. 131.

ment. Et les microbes pyogènes qui infectent nos instruments sont presque toujours contenus dans des taches de sang, de mucus, de graisse, etc. Les instruments présentant des anfractuosités surtout ne pourront absolument pas être désinfectés de cette manière.

D'ailleurs nous avons dans la chaleur, employée d'une certaine façon, un agent infiniment plus efficace que les meilleurs agents chimiques. Nous admettons la désinfection par le cyanure de mercure comme adjuvant de notre procédé général. De plus, on s'en servira avec avantage dans des cas spéciaux, surtout pour aseptiser les manches des instruments tranchants, et les instruments en caoutchouc durci ou autres (curettes, etc.), qui ne supportent pas une température élevée. Il faudra naturellement ensuite débarrasser les instruments du principe désinfectant, par exemple en les plongeant dans de l'eau bouillie aseptique.

C'est à la chaleur qu'il faut toujours recourir comme agent désinfectant, chaque fois que la chose est faisable, ce qui est le cas pour la plupart des instruments, ceux en acier notamment. La supériorité de la chaleur à notre point de vue est une chose absolument démontrée aujourd'hui ; et certainement, si on pouvait l'employer à la désinfection des organes vivants, les antiseptiques chimiques seraient, sinon tout à fait abandonnés, au moins relégués absolument à l'arrière plan. Ce n'est pas l'endroit d'entrer dans de longs développements sur la supériorité de la chaleur, ou plutôt de la chaleur humide. Nous renvoyons à ce propos le praticien notamment au Manuel d'asepsie de M. C. Vinay (1890), qui résume très bien la question sous ses diverses faces, et dont on ne saurait trop recommander la lecture à tout chirurgien. Nous lui empruntons le tableau suivant, fondamental dans la question de la désinfection des instruments et des pièces de pansement.

TEMPÉRATURES AUXQUELLES PÉRISSENT LES MICROBES PATHOGÈNES
A L'ÉTAT HUMIDE.

I. COQUES.	EN 10 MINUTES	EN 1/2 MINUTE
Staphylocoque pyogène jaune............	58·	80·
» » blanc..........	62·	»
Streptocoque de l'érésypèle............	54·	»
II. BACILLES		
Bacille du charbon	54·	80·
» de la fièvre typhoïde.	54·	»
» » pneumonie (Friedl.)........	56·	»
» » morve.................	53·	»
» » diphtérie................	60·	»
» » tuberculose..............	71·	»
III. SPORES		
Bacillus anthracis................	100·	»
» de la tuberculose.............	100·	»
» » fièvre typhoïde..........	60·	»
» œdème malin ou gangrène ga-zeuse, vibrion septique de Pasteur ...	120·	»

La chaleur humide, employée soit sous forme de coction dans l'eau, soit sous celle de vapeur saturée, est de beaucoup supérieure à la chaleur sèche (air chaud, vapeur surchauffée) comme microbicide. Ajoutez à cela qu'en pratique elle est infiniment plus facile à employer, alors on comprendra qu'elle tend de plus à prédominer sur la chaleur sèche. Théoriquement, celle-ci est un désinfectant de premier ordre ; mais en pratique, son emploi a révélé des inconvénients tels qu'elle tend à être abandonnée.

Le *flambage* peut suffire dans certaines circonstances en chirurgie générale. La trempe des instruments tranchants si délicats de l'oculiste ne le supporte pas.

L'*air chaud* (dans l'étuve) altère la trempe déjà à 150°, et plus encore à la température de 180° à 200°, recommandée par Poupinel (1). Et il a été démontré à satiété que si on essaye de chauffer à 150° un espace d'air confiné, la température peut s'élever par endroits à 200° et même à 300°. D'ailleurs, les instruments s'y rouillent malgré tout, probablement parce qu'il s'y produit des précipitations liquides lors du refroidissement. Les manches des instruments tranchants notamment devraient être métalliques, ce qui constitue un inconvénient (voir plus loin). Ce qui précède s'applique également à la *vapeur surchauffée*.

La *vapeur d'eau* en présence du liquide générateur est très efficace. Mais ceux qui l'ont employée sous ses deux formes (à 100° ou sous pression), et toujours saturée, l'ont bien vite abandonnée, à cause de la rouille intense qu'elle produit sur les instruments en acier. Elle a été recommandée en chirurgie par Redard (2).

On a essayé, mais sans succès évident, de chauffer les instruments dans des liquides n'attaquant pas les instruments, et pouvant être élevés à des températures supérieures à celle de l'eau. L'huile (Tripier et Arloing) salit évidemment trop les instruments ; elle constitue d'ailleurs une excellente couche protectrice pour les microbes, au point qu'elle annule à peu près totalement l'effet de la chaleur (voir page 45). La glycérine, recommandée par Miquel (3), a trouvée un partisan dans notre confrère M. Bourgeois (4). La glycérine mélangée au chlorure de calcium a montré aux mains de M. Redard des inconvénients qui l'ont fait abandonner.

La coction des instruments dans l'eau. — L'eau bouillante est un excellent désinfectant ; à température égale, elle l'emporte même sur la vapeur d'eau. C'est un agent qu'on a partout à sa disposition, dans les circonstances les plus défavorables et les plus inopinées. Au besoin, une simple casserole est le seul instrument nécessaire. Cela n'empêche qu'elle ait quelques inconvénients, et qu'elle demande à être employée d'une certaine façon.

On a notamment essayé, par l'addition de substances chi-

(1) POUPINEL, *Revue de Chirurgie*, 1888, p. 669.
(2) REDARD, *Revue de Chirurgie*, 1888, p. 360.
(3) MIQUEL, *Annuaire de Montsouris*, 1880.
(4) BOURGEOIS A. *De l'asepsie en chirurgie oculaire*, 1891, Reims.

miques à l'eau, d'en élever la température d'ébullition, pour augmenter son efficacité à l'égard surtout des formes microbiennes plus résistantes. Les opérateurs qui ont fait des essais dans cette direction en sont revenus, surtout en oculistique. Il en est ainsi notamment d'une solution aqueuse de chlorure de calcium, qui à 40 sur 60 gr. bout à 120°, température certainement beaucoup plus efficace que celle de 100°. Un inconvénient capital de cette solution est que, pour ne pas altérer le fil des instruments tranchants, le chlorure de calcium doit être chimiquement pur (Redard), circonstance difficile à réaliser.

Le fait est qu'une ébullition de quelques secondes dans l'eau tue les microbes pathogènes qui dans la généralité des cas souillent seuls les instruments. Il ne faut pas oublier qu'il s'agit presque toujours de coques (staphylocoques, rarement des streptocoques), dont l'eau bouillante a facilement raison. Si par impossible on se trouvait en présence d'un germe plus résistant, notamment du microbe de l'œdème malin, l'on en serait prévenu généralement, et des précautions particulières s'imposeraient, dont le plus radical serait le rejet de l'instrument contaminé.

N'oublions toujours pas que la réalisation de l'asepsie ne saurait être condensée dans quelques formules absolues. Nous recherchons les conditions les plus simples, mais suffisantes, pour réaliser une désinfection efficace dans l'immense majorité des cas, sans toutefois perdre de vue que dans des circonstances exceptionnelles, il faut prendre des précautions extraordinaires.

L'eau bouillante n'altère pas la trempe des instruments tranchants, si on ne commet pas l'imprudence de les refroidir brusquement. Par contre elle entame le poli et le fil par la rouille. Cet inconvénient est réduit dans une très forte mesure si on laisse bouillir l'eau quelque temps avant d'y plonger les instruments. Ce qui rouille, c'est la présence de l'oxygène à 100°. L'oxygène étant chassé de l'eau par l'ébullition, ce danger est réduit à très peu de chose. Dans ces circonstances, ce qui se rouille toujours, et assez fortement, c'est la partie du métal qui effleure et qui surmonte la surface de l'eau : elle est en contact avec de la vapeur d'eau mélangée à de l'air chauffé.

La partie submergée finit par se rouiller également, le fil surtout des instruments tranchants se gâte, particulièrement si l'instrument sort plusieurs fois de l'eau et y rentre, notamment pour les instruments servant à plusieurs opérations, ce qui en somme est le cas habituel. Cela tient probablement à ce que, rentrant dans le liquide, la surface métallique, quelque polie qu'elle soit, entraîne toujours un peu d'oxygène de l'air, condensé à sa surface. Les acides les plus faibles, y compris l'acide carbonique, attaquent facilement le fer en présence de l'eau chaude. On n'emploiera donc pour la coction que de l'eau réellement distillée, libre de tout soupçon d'acidité, ou mieux encore de l'eau alcaline.

On trouve chez divers auteurs une certaine prévention contre l'alcalinité des milieux antiseptiques en général, prévention qui repose sur des faits mal interprétés. Il est vrai qu'une certaine alcalinité des milieux de culture, chauffés seulement à la température de culture, favorise le développement de la plupart des microbes. Il est vrai d'autre part qu'une certaine acidité des milieux antiseptiques, notamment de l'eau bouillante, augmente son pouvoir microbicide (Naegelé).

Mais de tout cela il ne faut pas inférer qu'à 100°, l'alcalinité de l'eau en diminue le pouvoir antiseptique. Le contraire est vrai.

L'addition d'un alcali empêche l'eau bouillante, de même que l'eau froide, de rouiller les instruments en fer qu'on y plonge. La rouille ne se produit pas même dans ces circonstances sur la partie métallique qui effleure et dépasse le niveau de l'eau bouillante.

L'eau bouillante alcaline a donc des avantages sérieux sur l'eau ordinaire, et même sur l'eau distillée. L'addition d'un alcali semble dispenser même de se servir d'eau distillée ; une eau simplement « propre » dans le sens habituel du mot ne nous a pas paru, dans nos expériences, le céder sous ce rapport à l'eau distillée.

Pour alcaliniser l'eau, on peut se servir d'alcalis fixes très divers ; de la soude, de la potasse, voire même de la chaux ; au besoin le chlorure de sodium peut y suffire. Nous nous

servons habituellement d'une solution de 1 1/2 à 2 0/0 de
carbonate de soude, recommandée par Schimmelbusch. Cette
solution, à partir de la concentration de 1 0/0, outre qu'elle
sert avec avantage au nettoyage à froid des instruments, opération dans laquelle elle peut remplacer le savon, outre qu'elle
peut se fabriquer dans presque tous les ménages, développe à
100° de chaleur des propriétés antiseptiques éminentes, à tel
point que Schimmelbusch la range au nombre des solutions
aqueuses les plus antiseptiques. Des fils de laine imprégnés
copieusement de cultures de staphylocoque jaune y sont désinfectés au bout de 2 à 3 secondes. Les spores de charbon,
très résistantes, et qui résistent 10 à 12 minutes à la vapeur
d'eau, sont tués ici au bout de *deux* minutes (1).

Dans les conditions habituelles, une immersion de 3-4 secondes dans cette eau alcaline suffit amplement pour désinfecter nos lances, nos petits bistouris. Au sortir du liquide,
les instruments sèchent vite et se couvrent d'une fine pous-
sière de soude, qu'on enlèvera aisément en essuyant avec de
la gaze aseptique. Les écarteurs, les pinces à griffes ou à dents
etc. exigent une coction un peu plus prolongée, mais qui pour
la pratique oculistique ne dépasse pas une fraction, disons
une demi-minute.

Par « conditions habituelles » nous entendons dire qu'il y
ait lieu de supposer que les instruments ne soient pas contaminés par un microbe pathogène extraordinaire, à sporulation
par exemple, auquel cas il suffirait encore d'une coction d'un
quart d'heure.

Nous supposons aussi qu'on n'ait pas laissé sécher sur les
instruments des plaques de pus ou de liquides purulents, infectés. La dessiccation préserve plus ou moins contre l'action
de tous les antiseptiques, y compris celle de l'eau bouillante,
même s'il s'agit de formes peu résistantes telles que les staphylocoques. Et si ce cas se présentait, le mieux serait encore
d'immerger les instruments préalablement dans la même so-

_____

(1) BEHRING (*Zeitschr. f. Hygiène*, 1890) a démontré que la lessive de soude,
telle qu'elle est employée dans les ménages (à 1,50 0/0), tue les spores de charbon en 8 à 10 minutes à la température (de 80°) où elle est employée habituellement. A 80° donc elle développe des propriétés antiseptiques plus énergiques que l'eau bouillante.

lution de soude, puis de faire le nettoyage mécanique , et enfin de passer à la coction dans l'eau sodique.

Le cyanure de mercure, qui à froid peut rendre des services pour la désinfection des instruments, ne saurait être employé à chaud ; à l'ébullition il précipite du mercure sur l'acier.

Le nettoyage mécanique des instruments est de la plus haute importance, et doit accompagner, ou plutôt précéder la désinfection véritable, quelle qu'elle soit. Après chaque opération, on fera bien de plonger les instruments employés dans de l'eau, mieux encore dans la solution sodique, qui à chaud surtout peut remplacer le savon. Les instruments seront ensuite frottés à l'aide d'une brosse, puis d'un linge fin, mieux encore avec une peau de chamois. Un lavage à l'alcool est également à recommander. On peut obtenir ainsi un certain degré d'asepsie des instruments lisses surtout, et dont se contente encore aujourd'hui plus d'un opérateur. Cependant, il résulte notamment d'expériences faites par nous, qu'il n'est guère possible d'éloigner ainsi toute trace des staphylocoques d'un couteau de de Grœfe préalablement infecté. Quant aux instruments à rayures, les pinces à griffes, les écarteurs, les aiguilles, les curettes, les anses, les crochets, etc. le nettoyage mécanique le plus minutieux y laissera toujours en nombre inquiétant les germes qui les ont infectés.

Tous les instruments métalliques qui viennent en contact avec l'œil doivent donc être nettoyés après chaque opération, puis désinfectés par l'ébullition dans l'eau sodique, et la désinfection devra être répétée immédiatement avant chaque opération. C'est là, en fait de précautions antiseptiques, un minimum en dessous duquel l'on ne saurait descendre sans s'exposer à de graves mécomptes, minimum d'ailleurs suffisant pour les cas « ordinaires », et qui en somme n'apporte pas de complication sérieuse aux précautions que les opérateurs soigneux avaient coutume de prendre de tous temps. Au besoin, on se contentera de l'eau distillée, ou même d'eau ordinaire salée.

La coction dans l'eau ramollit le ciment qui unit les lames métalliques avec les manches de certains instruments. On peut y remédier par un montage spécial, purement métallique, entre la lame et le manche. Tripier recommande à cet effet la monture dite anglaise, trop lourde pour les instruments de l'oculiste. De nombreux praticiens, surtout ceux qui désinfectent par l'air chaud, exigent que les manches soient en métal, lisses, en nickel ou en aluminium. Les instruments ainsi constitués nous semblent être dépourvus d'une qualité des manches en ivoire ou en os, qui a sa valeur en oculistique. L'os et l'ivoire happent en quelque sorte aux doigts, y adhèrent ; l'absence de cette qualité dans les manches métalliques polis est très sensible en oculistique, et diminue la sûreté des deux ou trois doigts qui saisissent l'instrument.

Aussi nous préférons nous en tenir à l'ancienne monture, que nous évitons même de plonger dans l'eau bouillante. Nous nous contentons de nettoyer ces manches soigneusement et de les plonger au besoin dans un liquide fortement antiseptique, la solution de cyanure de mercure à 1 : 100. L'asepsie des manches, qui en somme n'arrivent pas en contact avec la plaie, est plus facilement suffisante que celle de la lame métallique, de la partie tranchante.

Nous pensons aussi que lors de la stérilisation dans l'eau sodique, il vaut mieux tenir en main les instruments tranchants, pendant les quelques secondes que dure leur immersion.

Les instruments métalliques non tranchants, pinces, écarteurs, aiguilles etc., on les plonge en entier dans le liquide bouillant.

Quant à la forme et à la matière constituante du récipient ou vase servant à ces opérations, le commerce en fournit aujourd'hui de très pratiques, chauffés soit au gaz, soit à l'alcool. Celui employé dans la clinique sera en cuivre, et muni de corbeilles mobiles qui permettent de plonger dans le bain et d'enlever facilement les instruments qu'on submerge en entier. M. Bourgeois (1) en a construit un tout spécial permettant de faire bouillir les seules lames des instruments tranchants. Nous préférons les tenir en main pendant cette courte opération.

Les chirurgiens aiment à plonger les instruments sortis de

____

(1) BOURGEOIS, *loc. cit.*

ce bain — et refroidis lentement — dans un bain antiseptique n'attaquant pas l'acier. La solution aqueuse d'acide phénique à 3 0/0 sert souvent à cet effet en chirurgie générale ;
elle est trop irritante pour l'œil et attaque les tranchants. Le
cyanure de mercure à 1 0/0 serait dangereux aussi, ne fût-ce
que pour ses propriétés vénéneuses. Il peut être agréable
pour le chirurgien d'opérer avec des instruments mouillés ;
cela n'est certainement pas le cas pour l'oculiste. Les solutions admissibles sont du reste incapables de désinfecter les
instruments ; elles ne constituent qu'un moyen de maintenir
aseptiques les instruments désinfectés autrement. La solution sodique remplirait le but au moins aussi bien qu'un autre liquide.

Nous disposons nos instruments désinfectés et secs dans
un plat de porcelaine carré portant sur deux côtes transver-
sales des dentelures destinées à séparer les instruments longs
à manches. Ce plat est préalablement stérilisé au sublimé ou
au cyanure de mercure, lavé à son tour à l'aide d'alcool. La
contamination par l'air est évitée si jusqu'à l'instant de l'o-
pération, on couvre le tout d'un morceau de gaze stérilisée.

Les instruments en caoutchouc durci, tels que spatules,
curettes, ne sauraient être exposés à une température de 100°.
Nous nous contentons de les nettoyer soigneusement et de les
plonger pour une demi-heure dans le cyanure de mercure à
1 : 100, selon la recommandation de M. Chibret. Nous les
passons ensuite dans l'alcool pour enlever le cyanure.

IV

DÉSINFECTION DES PIÈCES DE PANSEMENT.

Personne ne peut plus éprouver de doute sur la nécessité
de désinfecter les pièces de pansement, surtout celles qui arrivent en contact avec l'œil.

Dans le temps, on croyait réaliser ce but en imprégnant les
objets de ce genre (bandes, ouate, gaze etc.) de substances antiseptiques diverses. On est revenu de cette idée, d'abord parce
que de cette manière on ne saurait obtenir une asepsie complète, ni même sérieuse, et puis parce que cette imprégna-

tion altère certaines propriétés physiques essentielles des pièces de pansement.

Pour ce qui est de l'asepsie, il résulte de ce qui précède que de cette manière on ne saurait tuer les germes pathogènes enfermés dans l'ouate, la gaze etc. D'ailleurs, après l'imprégnation, les objets doivent passer par tant de mains ouvrières, qu'ils seront infectés infailliblement à nouveau. Et une contamination étant survenue par accident, l'opérateur devrait procéder à une désinfection nouvelle, ce qui est impossible. La prétendue désinfection par imprégnation n'en est pas une, et de plus, elle est très chère.

Les substances antiseptiques sont fixées généralement dans les pièces de pansement à l'aide de fixatifs constitués par la glycérine et par des principes résineux, dont la présence, outre qu'elle peut irriter la peau, diminue le pouvoir absorbant de l'ouate, de la gaze etc. Or, une condition favorable pour le développement des microbes est l'humidité. Très souvent les bords ciliaires des paupières hébergent des bactéries pathogènes ; et si les liquides déversés dans le sac conjonctival stagnent et inondent ces bords ciliaires, les germes s'y développent beaucoup mieux que si le pansement absorbe avidement. Schlange (1) a mis ce point en évidence sur des couches de gaze imprégnée de bouillon de culture et contaminée par le microbe du pus bleu. Dans la gaze découverte et se desséchant, les microbes ne se développent pas ; au contraire, ils se développent énergiquement si on recouvre la préparation d'une cloche. On peut ainsi tour à tour précipiter et retarder la croissance microbienne. C'est ce qui a fait dire à un chirurgien qu'à un pansement aseptique et peu absorbant, il en préfère un absorbant, même un peu infecté.

Le même raisonnement doit aussi nous déterminer dans notre choix des substances à employer pour le pansement. Comme corps à appliquer au contact des paupières, l'ouate hydrophile l'emporte sur la gaze pour son moelleux et son élasticité, propriétés permettant d'exercer une compression uniforme. Mais nous préférons la gaze (chiffonnée) précisément pour son pouvoir absorbant plus fort. La gaze peut du reste à son tour être recouverte d'un coussin d'ouate.

(1) SCHLANGE, *Arch. f. Chirurgie*, 1887.

Un agent antiseptique d'une efficacité infiniment supérieure à celle des agents chimiques, et parfaitement applicable à la désinfection des pièces de pansement, nous est donné dans la chaleur. Et nous savons que la chaleur humide l'emporte de loin sur les autres manières d'employer cet agent. On a successivement mis en usage des étuves et des autoclaves permettant d'exposer les pièces de pansement à l'air chauffé, à la vapeur saturée à 100°, à la vapeur saturée et comprimée, à la vapeur surchauffée, à l'eau chaude avec ou sans dissolution de substances salines.

La *coction dans l'eau*, très efficace, altère trop les propriétés physiques de nos pièces de pansement.

On se sert encore beaucoup d'*étuves à air chaud*. Pour aboutir à la désinfection, il faut monter à des températures de 150°, difficiles à surveiller, et qui altèrent plus ou moins les objets, et cela d'autant plus que l'échauffement uniforme d'un espace d'air confiné est impossible : il s'y produit par endroits des températures surélevées de 100 et de 200°.

La chaleur humide sous forme de vapeur s'est révélée ici d'une efficacité supérieure.

On avait cru pouvoir se servir de la *vapeur surchauffée* et sous pression, en l'absence du liquide générateur. Dans ces conditions nous rentrons dans le cas de l'air chauffé, ainsi qu'Esmarch (1) l'a très bien démontré. En chauffant de la vapeur d'eau en l'absence de son liquide générateur, on lui fait perdre rapidement de ses propriétés antiseptiques.

La supériorité si marquée, comme bactéricide, de la vapeur d'eau saturée (tenue en présence de son liquide générateur) sur l'air chaud (et sur la vapeur d'eau surchauffée) tient à des causes multiples. D'abord, à l'état plus ou moins sec, tous les microorganismes résistent beaucoup mieux qu'à l'état humide aux influences nuisibles pour eux. En second lieu, porté par la vapeur d'eau, le calorique pénètre dans les corps poreux beaucoup plus facilement que s'il est véhiculé par l'air ou par la vapeur surchauffée. L'air chaud déplace l'air froid dans ces corps plus difficilement que la vapeur d'eau. Et une fois pénétré à l'intérieur, l'air communique son ca-

(1) Esmarch, *Zeitschr. f. Hygiène*, 1888, t. 4, p. 197.

lorique au corps poreux plus difficilement que la vapeur. Il est d'abord mauvais conducteur, et puis une fois refroidi, il devrait être remplacé par de l'air plus chaud. La vapeur d'eau, outre qu'elle est meilleure conductrice de la chaleur, se condense, se liquéfie au contact du corps poreux plus ou moins froid, et même sans qu'il soit plus froid qu'elle, et cède son calorique de vaporisation, très considérable. La vapeur condensée laisse un vide qui est immédiatiement comblé par de nouvelles masses de vapeur, qui se condensent à leur tour etc., jusqu'à ce que la température et l'état hygrométrique du corps à désinfecter soient en équilibre avec celui de la vapeur employée.

La vapeur saturée et en tension, chauffée au delà de 100° en présence de son liquide générateur, exige l'emploi de l'autoclave, une modification de la marmite de Papin. Ce sont des appareils coûteux, dont le fonctionnement demande à être surveillé par un homme entendu. Ces appareils, d'ailleurs très efficaces, sont recommandables pour les désinfections en grand, pour les literies d'hôpitaux par exemple, et chaque fois qu'on a affaire à des germes très résistants. Les spores les plus résistants sont tuées par un séjour de 10 minutes dans de la vapeur saturée à 120°.

La vapeur d'eau saturée à 100° (tenue en présence de son liquide générateur) se recommande à notre point de vue par une foule d'avantages. Le tableau donné à la page 47 renferme les données nécessaires pour juger de son efficacité, qui égale à peu près celle de l'eau bouillante. Aucun des microbes infectants habituels ne résiste 10 minutes au contact de la chaleur humide à 65°. Tous les coques pathogènes sont donc rapidement anéantis par la vapeur d'eau à 100°.

Il y a lieu d'autre part de se rapporter à ce que nous avons dit sur les formes plus résistantes des microbes. Ce sont la plupart du temps des germes non pathogènes. Le bacille de l'œdème malin (et le microbe du charbon symptomatique) seul demande une action désinfectante plus énergique. Il suffira notamment de ne pas se servir de pièces de pansement ayant été en contact avec un cas de l'espèce. Du reste, une précaution élémentaire consiste à ne pas se servir de pansements sortis d'un service de chirurgie en général. Sauf pour les bandes, on ne se servira en oculistique que d'objets de pansement vierges, n'ayant jamais servi. On ne concevrait pas une économie de bouts de chandelles de cette espèce.

Le bacille de la tuberculose, quoique plus résistant que les coques, succombe infailliblement à une action un peu prolongée de la vapeur d'eau à 100°. Et pour ce qui est d'autres bacilles (à sporulation ?) pouvant produire une infection, ils n'entrent guère en ligne de compte.

D'autre part, l'expérience acquise dans les services de chirurgie, et surtout en chirurgie oculaire, démontre que la stérilisation par la chaleur humide à 100°, continuée pendant un quart d'heure à une demi-heure, suffit pour aseptiser suffisamment nos pièces de pansement. Il suffit d'avoir conscience des limites mises à nos procédés de désinfection, et d'employer des précautions spéciales dans les cas exceptionnels où l'on aurait à craindre par exemple le microbe de la gangrène gazeuse. Des précautions un peu plus spéciales, mais moins radicales (désinfection pendant trois quarts d'heure à une heure). seront également de mise lorsqu'on doit craindre les germes de la tuberculose.

La stérilisation par la vapeur d'eau saturée à 100° environ, s'obtient en faisant bouillir de l'eau de façon à ce que la vapeur passe dans l'espace clos d'une étuve, d'où elle chasse l'air par une ouverture qui constitue également une sortie pour la vapeur d'eau. La vapeur d'eau est de cette manière en mouvement continu, elle est *fluente*, ce qui favorise énormément sa pénétration dans les tissus, et rend inutile notamment l'*éclusage*, la *chasse*, qu'on obtient en interrompant l'écoulement de la vapeur, et qui est nécessaire avec la vapeur saturée à haute pression. Les étuves qui réalisent cette désinfection ont sur les autoclaves (qui désinfectent par la vapeur saturée sous tension) de nombreux et importants avantages pratiques. Ce sont des instruments peu chers, dont le maniement, très simple, peut être confié en quelque sorte au premier venu, alors que le maniement de l'autoclave demande une surveillance très intelligente. L'acquisition et le maniement de ces étuves est à la portée du praticien le plus modeste, ce qu'on ne pourrait pas dire de l'autoclave.

D'après de nombreuses expériences et l'observation clinique, une demi-heure de stérilisation à l'aide d'un tel appareil à bon fonctionnement est suffisant pour désinfecter les pièces de pansement, y compris les bandes roulées et même les objets plus gros, tels que des essuie-mains et des sarraux en toile.

Seulement, l'appareil doit, à cet effet, réaliser certaines conditions.

Il faut surtout que la vapeur pénètre dans l'étuve par le haut. Il s'entend de soi-même que l'eau bouillante doit ne pas se trouver dans l'espace stérilisateur : lors de l'ébullition elle serait projetée sur les pièces à stériliser et les mouillerait tout à fait.

L'espace générateur de la vapeur ne doit donc communiquer avec l'espace stérilisateur que par l'intermédiaire d'une tubulure, et celle-ci doit y pénétrer par le haut. L'air est plus lourd que la vapeur d'eau, et lorsque celle-ci pénètre par le bas, elle s'élève immédiatement à travers les couches d'air refoulées latéralement, et apparaît d'emblée à une ouverture d'échappement ménagée dans le couvercle. Dans ces circonstances, l'air tarde beaucoup avant d'être chassé de l'espace, et c'est de ce moment seulement que la stérilisation commence dans tous les recoins. Au lieu que si la vapeur arrive par le haut et s'échappe par le bas, toute la masse d'air baisse progressivement, et dans son ensemble, à peu près comme une masse liquide qui s'écoulerait par le bas. La vapeur n'apparaît à l'ouverture d'écoulement que lorsque tout l'air s'est échappé.

Il faut éviter de mouiller réellement les objets de pansement. Il ne suffit pas, à cet effet, de séparer l'espace générateur de la vapeur avec l'espace stérilisateur. Si la vapeur arrive en contact avec les objets à stériliser se trouvant à une basse température, elle se liquéfie et se précipite sur ceux-ci jusqu'à ce que leur température soit élevée à 100° ; et cela suffit souvent pour les tremper tout à fait. On y remédie en chauffant ces objets avant de les exposer à la vapeur. Il reste cependant toujours une certaine moiteur des objets désinfectés, qu'on fait disparaître en exposant les pièces à un courant d'air sec et chauffé.

L'industrie offre aujourd'hui plusieurs appareils réalisant ces desiderata, réunissant notamment en un seul la désinfection et la dessiccation, suivant la recommandation de Fournie (1). Nous nous servons d'une étuve d'Ostwalt F. (2), dont la forme est un parallélipipède, à double parois. Une porte latérale donne accès à son intérieur, ce qui est préférable à l'ouverture par en haut. Un jeu de vis très simple fait arriver sur les pièces à désinfecter à volonté, soit de l'air chaud, soit de la vapeur saturée à 100° environ. La vapeur qui s'échappe est absorbée par de l'eau froide, et ne se répand pas dans l'appartement. Nous faisons passer la vapeur pendant une demi-heure, puis l'air sec et chaud pendant un quart d'heure.

Les objets sont poussés dans l'étuve dans des corbeilles de fil de laiton. On attend pour les enlever que le tout soit refroidi, pour éviter les courants d'air (entraînant éventuellement des germes) dans l'espace clos, par suite du refroidissement brusque. Rien ne s'oppose du reste à laisser dans l'étuve les objets désinfectés. Pour les conserver, on peut porter ces objets par exemple dans un cristallisoir préalablement désinfecté par un agent chimique. Une excellente précaution à prendre, c'est de mettre, suivant la recommandation de M. Landolt, dans des sachets de papier buvard des plumasseaux d'ouate et de gaze, et de désinfecter le tout. On ouvre les sachets au moment de se servir de leur contenu. On est ainsi à l'abri de toute contamination résultant du transport. Une bonne précaution à prendre aussi, sur le conseil de Fournie, c'est de mettre les pièces à stériliser dans des récipients en métal avec ouvertures en haut et en bas : on ferme les ouvertures après la désinfection du tout, et on conserve ces récipients pour ne les ouvrir qu'au moment de se servir de leur contenu. Ils sont notamment très transportables. L'expérience a prouvé qu'avec ces récipients, la désinfection est complète au bout de trois quarts d'heure.

Pour ce qui est de la désinfection des fils, des mains de l'opérateur, des éponges (usitées pour certaines opérations seulement) etc., pour tout ce qui est relatif à la salle d'opérations, nous renvoyons aux traités chirurgicaux.

Nous croyons devoir ajouter quelques mots encore relatifs à l'eau stérilisée, et surtout aux collyres aseptiques.

Dans les opérations de tout genre, et surtout dans celles

(1) FOURNIE, *Lyon médical,* 1888, 15 avril.
(2) OSTWALT F., *Berlin. Klin. Wochenschr.*, 1888, n° 55.

où l'on ouvre largement le globe oculaire pour toucher au système cristallinien et au corps vitré, on ne devra se servir, pour les lavages, que d'*eau stérilisée*, ou au moins d'eau *aseptique*. A cet effet, l'ébullition est un moyen trop efficace et trop facile à mettre en pratique pour qu'on puisse se dispenser de s'en servir. L'eau distillée, telle qu'on nous la livre, n'est jamais stérile ; souvent elle n'est pas même aseptique. Une eau stérilisée s'infecte d'ailleurs aisément, de sorte que les opérations graves surtout imposent l'obligation de désinfecter chaque fois à nouveau. Les traités généraux donnent tous les renseignements voulus sur la manière d'y procéder, et sur la désinfection des réservoirs destinés à contenir l'eau stérilisée. — Nous saisissons l'occasion pour relever à nouveau les avantages que la solution physiologique de chlorure de sodium (6 à 7 : 1000) présente sur l'eau pure, et qui doivent la faire préférer chaque fois qu'il s'agit d'inonder ou de laver un œil largement ouvert par un acte opératoire.

La question de *l'asepsie des collyres* (de cocaïne, d'atropine, d'ésérine), que pour divers motifs on instille dans le sac conjonctival avant, pendant et surtout après l'opération (de cataracte notamment), cette question mérite une attention spéciale. Fraîchement préparés avec de l'eau distillée, ces collyres sont loin d'être stériles ; ils peuvent même renfermer des microbes produisant de la suppuration. Ceux-ci y seront introduits infailliblement par l'usage (mains de l'opérateur, contact de la pipette avec les cils, les larmes, la conjonctive etc.), et s'y multiplieront, malgré le faible pouvoir antibactéridien dont paraissent jouir certains des alcaloïdes dissous dans ces collyres. Il faut donc compter sérieusement avec une infection de la plaie avant, pendant, et surtout après l'opération, par l'intermédiaire du collyre instillé. Depuis quelques années déjà, on a essayé de tarir cette source d'infection, en ajoutant aux collyres des substances antiseptiques en quantité assez faible pour ne pas irriter l'œil. Le sublimé corrosif, dans la concentration de 1 sur 5.000 à 10.000, est souvent employé à cet effet. Le cyanure de mercure (1 sur 2000 à 3000) se recommande également, malgré ses propriétés toxiques extrêmes.

Nous n'avons qu'à renvoyer aux pages précédentes pour
faire voir qu'il ne faut pas avoir une confiance absolue dans
l'efficacité de ce moyen, et surtout dans son efficacité rapide.
Dans la concentration de 1 sur 5000 à 10.000, le sublimé empêche certainement la multiplication des microbes pathogènes, ce qui est déjà un grand avantage. Mais il ne saurait guère
les tuer sûrement, ni surtout les tuer rapidement. M. Francke (1), qui a fait des recherches très consciencieuses sur la
stérilisation des collyres, a trouvé qu'il faut au sublimé ainsi
dilué un et même plusieurs jours pour aseptiser quelque peu
les collyres. Pour réaliser rapidement et sûrement l'asepsie
d'un collyre, il faut combiner l'action de la chaleur avec celle
des substances antiseptiques, ajouter ces derniers au collyre
préalablement bouilli. Lors des opérations qui nécessitent
l'ouverture de l'œil, il faut en quelque sorte bouillir le collyre chaque fois à nouveau, pour peu qu'on ait des raisons de
soupçonner qu'il soit venu en contact (par l'intermédiaire
d'une pipette p. ex.) avec un corps contaminé. Le réservoir
(en verre) et la pipette ou le compte-gouttes devront eux aussi
être soumis à une désinfection radicale, le mieux dans l'eau
bouillante. Si on se sert d'une pipette avec un chapeau de
caoutchouc, elle devra être construite de manière que ce dernier n'arrive pas en contact avec le liquide, puisque le caoutchouc ne supporte pas la désinfection radicale par la chaleur.
— Pour tous ces motifs, on a recommandé de conserver les
collyres dans de petites bouteilles ou ballons en verre soufflé, ce
qui permet de chauffer à l'ébullition le collyre dans son réservoir. M. Michel emploie de ces bouteilles permettant d'aseptiser du même coup, par une seule ébullition, et le réservoir,
et la pipette, et le collyre.

Certes, dans bon nombre de circonstances, on pourra sans
inconvénient relâcher quelque peu la rigueur de ces préceptes ; mais cela n'est pas permis à propos des opérations pratiquées sur le système cristallinien et sur le vitreum. En général, on ne perdra pas de vue que l'addition de substances
antiseptiques aux collyres, en quantités assez faibles pour ne

(1) FRANCKE, *loc. citat.*

pas irriter l'œil, ne produit pas d'effet microbicide bien énergique, ni rapide surtout, mais que c'est là un excellent moyen
pour empêcher la pullulation des microbes dans les collyres,
et pour maintenir l'asepsie des collyres réalisée par d'autres
moyens, l'ébullition étant à cet effet le moyen pratique par
excellence.

Imp. G. Saint-Aubin et Thevenot, Saint-Dizier (Haute-Marne) 30, passage Verdeau, Paris.